Jutta Fiegl

Unerfüllter Kinderwunsch

AF204895

Jutta Fiegl

Unerfüllter Kinderwunsch

Das Wechselspiel von
Körper und Seele

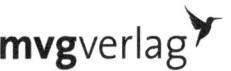

Bibliografische Information der Deutschen Nationalbibliothek
Die Deutsche Nationalbibliothek verzeichnet diese Publikation in der
Deutschen Nationalbibliografie. Detaillierte bibliografische Daten sind
im Internet über http://dnb.d-nb.de abrufbar.

Für Fragen und Anregungen:
info@mvg-verlag.de

Nachdruck 2016
© 2004 by Patmos Verlag GmbH & Co. KG
© der Taschenbuchausgabe 2008 by mvg Verlag,
ein Imprint der Münchner Verlagsgruppe GmbH,
Nymphenburger Straße 86
D-80636 München
Tel.: 089 651285-0
Fax: 089 652096

Umschlaggestaltung: Maria Wittek, München
Umschlagabbildung: iStockphoto
Satz: Jürgen Echter, Landsberg am Lech
Druck: Books on Demand GmbH, Norderstedt
Printed in Germany

ISBN Print 978-3-86882-668-5

Weitere Informationen zum Verlag finden Sie unter

www.mvg-verlag.de

Beachten Sie auch unsere weiteren Verlage unter www.m-vg.de

Inhalt

Dank

Mein besonders herzlicher Dank gilt Peter Kemeter, dem österreichischen Pionier der In-vitro-Fertilisation, mit dem mich eine langjährige Zusammenarbeit verbindet. In seinem Institut für Reproduktionsmedizin und Psychosomatik der Sterilität konnte ich zum einen viel medizinisches Wissen erwerben und die Entwicklung der Technik miterleben, zum anderen gemeinsam mit ihm ein ganzheitliches, psychosomatisches Betreuungskonzept entwickeln und es auch in die tägliche Praxis umsetzen. Aus all den Jahren gemeinsamer Patientenbetreuung konnten die Erfahrungen entstehen, die in diesem Buch zusammengefasst sind.

Ich möchte auch meinem Mann und meinen Kindern danken, die mit sehr viel Geduld in Kauf nahmen, dass ich viel Zeit mit dem Computer verbrachte, und die als »Testpersonen« kritisch das Manuskript des Buches durchlasen.

Schließlich danke ich allen Kinderwunschpaaren, die durch ihr Vertrauen und ihre Bereitschaft, viel Persönliches offen zu legen und an Veränderungen zu arbeiten, dazu beigetragen haben, dass dieses Buch entstehen konnte.

Einleitung

»Ein Kind tröstet und nimmt teil an deinem Leben; es ist da, und es ist Wärme, Freude, Zärtlichkeit. Man stirbt weniger schnell, wenn man Vater ist, und man stirbt nicht mehr ganz alleine; es ist jemand da, für den man arbeitet, für den man sein Bestes gibt. In seinem Kind lebt man weiter, hat vielleicht auch eine Stütze im Alter …« (Delaisi de Parseval, Janaud 1986), so die Gedanken eines Mannes zum Thema Kinderwunsch.

In der Tat symbolisiert ein Kind Weiterleben der Art, repräsentiert gelebte Sexualität und steht für soziale Integration des Individuums und des Paares. Was ein Kind für uns bedeutet, wird letztlich auch vom gesellschaftlichen Kontext geprägt.

Der Wert, den ein Kind in unserer Gesellschaft darstellt, hat sich im Laufe der Jahrhunderte geändert. In der vorindustriellen Gesellschaft waren Kinder für die Eltern überlebensnotwendig, sie waren wichtig für die Altersversorgung, um einem Schicksal, einsam und in Armut sterben zu müssen, zu entgehen. Kinder waren also im ökonomischen Sinn Kapital. Sie garantierten die Weitergabe von Besitz, den Weiterbestand von Traditionen und Familiengeschichte. Unfruchtbarkeit bedeutete in dieser Zeit eine Katastrophe.

In der Industriegesellschaft nahm die Bedeutung der Kernfamilie zu. Waren früher viele verschiedenen Personen zur Erziehung befugt, wurde durch die Kernfamilie die Ausschließlichkeit der Erziehung auf die Eltern verlagert.

Das Kind stellte immer mehr eine ganz andere Art von Kapital dar, nämlich ein ideelles, ein emotionales. Durch zunehmende Sozialleistungen des Staates und der Arbeitgeber erfolgte ein Wandel in der Beziehung zu Kindern. Ihre Existenz war nicht mehr automatisch mit Altersversorgung verknüpft und eine willkommene zusätzliche Arbeitskraft, sondern sie wurden in immer stärkerem Maß Wunschkinder, gezeugt zur Freude der Eltern.

Kinder werden heute als Erweiterung der persönlichen Erfahrung erlebt, man erwartet eine Bereicherung des Lebens, eine Belebung der Partnerschaft bis hin zur Rechtfertigung der Partnerschaft.

An Elternschaft knüpfen sich vielfach Erwartungen an eine neue Form des Erwachsenwerdens, die Loslösung von der eigenen Herkunftsfamilie und das Erreichen eines neuen sozialen Status. Kinder zu wollen ist oft Ausdruck des Willens, in einer neuen Weise Liebe zu erfahren und zu geben, Mutter oder Vaterrolle zu leben. So weit die eine Seite der Betrachtung. Dem steht die etwas nüchterne Betrachtungsweise der Stressforschung gegenüber.

Teil I

Das Wechselspiel von Körper und Seele

Kinder – Glück oder Last?

Was bedeuten Kinder tatsächlich? In empirischen Studien zur Stressforschung ist man einem scheinbar völlig selbstverständlichen Mythos auf den Grund gegangen, dem Mythos: Kinder bedeuten Glück. Das Ergebnis dieser Studien belegt aber sehr deutlich: Kinder verbessern das psychische Wohlbefinden der Eltern nicht.

Am meisten belastend sind Kinder für jene Frauen, die in der traditionellen Rolle leben, also den Haushalt besorgen, die Hauptaufgaben der Kindererziehung und -betreuung tragen, finanziell vom Partner abhängig sind.

Am wenigsten belastend sind Kinder für jene Frauen, die berufstätig sind, sich die Kinderbetreuung und die Haushaltspflichten partnerschaftlich mit dem Partner aufteilen. Finanziell sind ebenfalls beide gleichberechtigt.

Als belastende Faktoren nennen die Studien:
* Kinder beeinflussen die Partnerschaft.
  Ein Umstand, der von vielen Paaren unterschätzt wird, ist die einschneidende Veränderung, die ein Kind mit sich bringt. Ein direkter Einfluss ist durch weniger Zeit füreinander gegeben. Die Hauptenergie konzentriert sich auf das Kind, die Elternrolle überlagert das Paargefühl. Immer ist ein Rückgang der Libido bei der Frau zu beobachten, was bei Männern oft große Enttäuschung hervorruft und Anlass für Konflikte sein kann. Es ist allmählich ein neuer Lebensrhythmus zu finden, der auch wieder Platz für die Partner jenseits der Elternrolle ermöglicht.

Indirekt ergibt sich der Einfluss durch finanzielle Einbußen und Belastungen, die durch ein Kind auf die Partner zukommen.

- Kinder stellen andauernd Forderungen an die Mutter, halten sie von anderen Erwachsenen fern, zwingen sie ans Haus, stören ihre Privatsphäre, und sie hat kaum Zeit für sich. Diese Faktoren, so zeigen die Ergebnisse der Studien, erzeugen die höchsten Stresswerte bei Frauen.

Ein hoher Prozentsatz der Frauen, die Psychotherapie in Anspruch nehmen oder eine Beratungsstelle aufsuchen, kommt wegen depressiver Zustände, psychosomatischer Beschwerden oder Libidoverlust. Sehr häufig stehen die Symptome in Zusammenhang mit zu wenig Zeit für sich selbst. Eigene Bedürfnisse werden zugunsten der Familie hintangestellt, es bleibt kaum Zeit oder Gelegenheit, aus der Rolle der Mutter zu schlüpfen und Zeit mit dem Partner zu verbringen.

Gerade bei Paaren, deren Kinderwunsch schon sehr lange unerfüllt geblieben ist, kann man beobachten, dass sie dazu neigen, ausschließlich positive Bilder vom Leben mit Kindern zu malen und Belastungsfaktoren vom Tisch zu wischen, sie nicht wahrhaben zu wollen. Andererseits wird mit der Dauer des Kinderwunsches das innere Elternidealbild immer größer. Damit steigt oft unbewusst der Druck, der durch die Schere der Realität und des Wunschbildes entsteht.

Unerfüllter Kinderwunsch – eine Grenze, die kränkt

Meist hat sich das Paar alles so schön vorgestellt: Zunächst die Partnerschaft festigen, eine berufliche Basis schaffen, sich finanziell konsolidieren, ein Haus bauen und dann, gewissermaßen als »Tüpfelchen auf dem i« – Kinder.

Auch die soziale Umwelt unterstützt diesen Plan. Eines Tages wäre es dann so weit: Beruflich haben es beide geschafft, das

Haus ist fertig – natürlich auch die Kinderzimmer –, man hört auf zu verhüten und wartet auf die Erfüllung seines Planes, die sich aber absolut nicht einstellen will. Man wartet und hofft und läuft Gefahr, einen Teufelskreis in Gang zu setzen, dem sich oft Angehörige und Freunde, aber auch ärztliche Betreuer anschließen.

Die Diagnose »eingeschränkt fertil« oder »infertil« löst meist tiefe Betroffenheit und ein Gefühl der Hilflosigkeit aus. Sie bedeutet, möglicherweise auf etwas Elementares, wie sich fortzupflanzen, verzichten zu müssen, an eine aufgezwungene persönliche Grenze zu stoßen.

Ein Teil des Lebensplanes kann nicht verwirklicht werden. Erfolgsstrategien, die normalerweise angewendet werden, um ein Ziel zu erreichen wie Fleiß, Ausdauer, Anstrengung, Sich-Bemühen, erweisen sich diesem Ziel gegenüber als wirkungslos.

Im Gegenteil, wenn ein verbissener Kampf gegen den eigenen Körper und dessen Funktionstüchtigkeit daraus geworden ist, wirken diese scheinbar sogar kontraproduktiv. Es ist immer schwer zu verkraften, an eigene Grenzen zu stoßen, in diesem Fall obendrein das scheinbar Einfachste auf der Welt – die Fortpflanzung – nicht zu schaffen. Heute kann sich jede Frau mit nahezu 100 %-iger Verlässlichkeit vor einer Schwangerschaft schützen, doch wird vergessen, dass dies nicht bedeutet, sie ebenso sicher herbeiführen zu können.

Fast immer verliert die Sexualität an Spontaneität. Die erste Selbsthilfe, zu der fast alle Paare greifen, ist der Versuch, die Fortpflanzungschancen dadurch zu vergrößern, dass sie zum Eisprungtermin Verkehr haben. Vielfach beschränkt sich der Geschlechtsverkehr immer mehr ausschließlich auf die »fruchtbaren Tage«. Erotische Gefühle, Freude am Körper und an der Sexualität werden völlig entkoppelt, und das intime Zusammensein wird zur »harten Arbeit im Dienste der Fruchtbarkeit«, nach der Geschäftstermine, Urlaube und persönliche Bedürfnisse geplant werden. Wird dieser Teufelskreis dem Paar nicht rechtzeitig selbst oder durch psychotherapeutische Hilfe bewusst, wird aus der Sexualität, die einmal als befriedigend erlebt wurde, ein verbitterter Kampf gegen den Körper, der nicht so funktioniert, wie man es möchte. Daraus ergibt sich häufig eine Spannung zwischen den Partnern, das Thema Kinderwunsch wird peinlichst vermieden, um den anderen nicht zu verletzen oder an die Kränkung der Kinderlosigkeit zu erinnern. Es entwickelt sich sozusagen ein »stillschweigender Kampf« um ein scheinbar unerreichbares Ziel, in den man eines Tages auch Dritte mit einbezieht – die Reproduktionsmedizin als Kampfgefährten.

Die Stellung der Reproduktionsmedizin

Spielt das Paar mit dem Gedanken an eine künstliche Befruchtung, ist es zunächst mit Berichten und Diskussionen in den Medien konfrontiert. Häufig wird auch heute noch mit unsachlichen und angstmachenden Argumenten operiert, vor allem aber viel zu wenig zwischen den einzelnen Methoden und der Forschung in der Reproduktionsmedizin differenziert.

Einerseits wird das Bild einer allmächtigen Technik vermittelt, die »Babies im Glas« erzeugt, die die Macht hat, Frauen fruchtbar oder unfruchtbar sein zu lassen. Paare kommen manchmal in die Sterilitätssprechstunde und meinen mit großer Selbstverständlichkeit, sie könnten sofort schwanger gemacht werden.

Vielfach wird ein lockeres Bild von »bestellten Katalogkindern« gezeichnet, das Kinderwunschpaare zu oberflächlich denkenden, eitlen, berechnenden Menschen stempelt.

Andererseits wird fast paradox die gleiche Technik als totaler Versager dargestellt, höchster Aufwand ergebe nur geringste Erfolgschancen. Dem kinderlosen Paar, das das Angebot der Medizin annimmt, wird vorgeworfen, es wolle ein Kind erzwingen, ein Kind »um jeden Preis«, egal, was es körperlich oder materiell koste.

Allzu schnell ist auch die Psychologie mit Begriffen wie »überwertiger Kinderwunsch« zur Hand, die ungewollt kinderlose

Paare nicht selten in die Ecke der »unreifen Persönlichkeit« stellen.

Ist es nun psychisch »gesund«, wenn ein Paar in der Medizin Hilfe sucht? Ist ein Paar nur dann wirklich reif, wenn es sich mit den Gegebenheiten der Kinderlosigkeit abfindet? Ist es »gesünder«, eine Adoption in Erwägung zu ziehen? Heißt medizinische Hilfe auf jeden Fall »Kind um jeden Preis«?

Grundsätzlich ist jeder Wunsch nach einem leiblichen Kind, auch mit der Hilfe der Medizin, zu respektieren, ohne gleich von »überwertigem« Kinderwunsch zu sprechen. Trotzdem ist dem psychischen Druck, der hinter dem Wunsch steht, Aufmerksamkeit zu schenken.

In diesem Buch wird auf den Einfluss der psychischen Faktoren auf den Kinderwunsch eingegangen, sie werden in Beziehung gesetzt zu körperlichen Vorgängen und sozialen Einflüssen, und die Grenzen der Technik werden aufgezeigt.

Es wäre viel zu kurz gegriffen, wenn man nur die Psyche oder nur den Körper beachtet. Es genügt nicht, die Allmacht der Technik entweder zu verherrlichen oder zu verurteilen, es ist aber auch zu wenig, sich allein auf psychische Einflüsse zu beziehen.

Im Folgenden geht es vor allem darum, zu zeigen: Körper und Seele gehören und arbeiten zusammen, sie sind daher gleich wichtig. Kinderwunsch ist im Kontext zu verstehen, sowohl was Körper und Seele betrifft als auch die einzelne Persönlichkeit, den Partner, das Umfeld und die, die mit Kinderwunschpatienten arbeiten.

Was hat die Seele mit der Fruchtbarkeit zu tun?

Was ist eigentlich Stress?

Unter Stress ist eine Anforderungssituation zu verstehen, auf die der Körper in bestimmter Weise antwortet. Er schüttet notwendige Hormone aus, das Herz erhöht seine Frequenz, die Schweißbildung verstärkt sich, Adrenalin wird ausgeschüttet, das erhöht den Blutzucker, Blutdruck und Herzschlag, um hier nur einige Reaktionen zu nennen. Gesteuert wird dieses physiologische Geschehen vom Hypothalamus, und es stellt eine Anpassungsleistung des Körpers auf Belastung dar.

Biologisch gesehen ist dieser Vorgang eine Notwendigkeit, die Angriff oder Flucht ermöglicht. In unserer Zivilisation sind die Reaktionsmuster nicht mehr so einfach strukturiert. Angriff- und Fluchtmechanismen äußern sich viel diffiziler, verdeckter, nicht immer gleich bewusst wahrnehmbar oder symbolisch verschlüsselt.

Die Stressreaktion ist also von vornherein eine wichtige Fähigkeit des Körpers, um sich so den Umweltbedingungen und Lebenssituationen anzupassen.

Dauert allerdings die Stress-Situation an und besteht keine Möglichkeit für den Körper, wieder in den Ruhezustand zu gelangen, bleibt die Reaktion bestehen.

Der Körper versucht wieder ein Gleichgewicht zu erlangen, indem er sozusagen auf »höheren Touren« läuft; die Energiezufuhr wird erhöht. Hält die stressende Situation weiter an und kann die zur Verfügung gestellte Energie nicht abgeführt werden, wird es für den Körper anstrengend und zuletzt überfordernd, und es mündet in Erschöpfung.

Dies ist ein Zustand, der als unangenehm und belastend wahrgenommen wird. Er drückt sich sowohl in der Stimmung als auch durch körperliche Beschwerden aus. Wir nehmen dies als allgemeine Nervosität, Reizbarkeit, Missstimmung, erhöhte

Neigung zum Weinen oder aber als Erschöpfung, Unlustgefühl, Antriebslosigkeit wahr. Was eine Person als Stress und somit als Belastung empfindet, unterliegt ausschließlich persönlichen, subjektiven Bewertungskriterien.

Das Wort Stress ist so sehr in unsere Alltagssprache integriert, dass damit alles bezeichnet wird, was in irgendeiner Form mit zu viel Arbeit, Zeitdruck, Ärger zu tun hat. Diesem alltäglichen »Stress«, dem jeder von uns ausgesetzt ist, zeigt sich unser Körper gewachsen. Er ist dafür gebaut, immer wieder Anstrengungen zu meistern, dafür Kraft und Energie zu mobilisieren, um sich nach dieser Phase wieder zu regenerieren und in einen entspannteren Zustand zu gelangen.

Der Stress, von dem hier die Rede ist, bezeichnet innere oder äußere Belastungen, die bewusst oder unbewusst auf uns wirken, denen wir entweder nicht ausweichen können, sie nicht bemerken, weil sie sich in unserem Inneren abspielen oder weil wir nicht wissen, wie wir den Belastungen begegnen sollen. Jedenfalls ist hier länger andauernder Stress gemeint, der letztlich dazu führt, dass der Körper Schutzmechanismen zur Verfügung stellen und dauerhaftere Anpassungsleistungen vollbringen muss.

Stress ist das Ergebnis eines komplexen Prozesses, aus vielen Faktoren zusammengesetzt, und wirkt sich auf das Denken, das Fühlen, das Verhalten und körperliche Funktionen aus, die ihrerseits wieder zirkulär aufeinander wirken.

Es sind immer Auslöser verantwortlich, die eine Stressreaktion herbeiführen. Nicht wichtig ist, wie einschneidend oder auffällig die auslösende Situation ist, sondern wie unangenehm, unerwünscht und belastend sie von der einzelnen Person erlebt wird und wie groß die Hilflosigkeit zu sein scheint, die durch die Situation entsteht.

Wie sehr jemand für Stress anfällig ist und wie groß die Auswirkung für den Einzelnen ist, hängt von einer Reihe individueller Persönlichkeitsfaktoren ab. Außerdem gibt es schützende – protektive – und fördernde – chronifizierende – äußere Faktoren.

Die Stressforschung hat herausgefunden, dass jene Menschen weniger stressanfällig sind, die handlungsorientiert sind und in ihrem Denken flexibel; autonome Persönlichkeiten, die Selbstvertrauen besitzen und das Vertrauen, durch eigene Handlungen ihr Leben beeinflussen zu können. Sie haben die Fähigkeit, sich mehrere Lösungswege für Probleme vorzustellen, sind verhandlungs- und kompromissfähig, unabhängig von rigiden Vorurteilen und Gewohnheiten.

Es ist gut vorstellbar, dass Menschen, die nur eine einzige mögliche Lösung für ein Problem sehen, die vordringlich in »richtig und falsch«-Kategorien denken, ein größeres Risiko haben, genau diesen einen Lösungsweg nicht zu erreichen und dadurch beunruhigt, unzufrieden, ängstlich oder depressiv reagieren.

Ob man stressreduzierende Fähigkeiten zur Verfügung hat, hängt von der persönlichen Entwicklungsgeschichte in der Herkunftsfamilie ab. Wie sehr wurden dort Lösungswege vorgegeben, wie sehr wurde man ermuntert, seinen eigenen Weg zu finden, wie selbstständig durfte man sein, wie viel wurde einem zugetraut, wie verlässlich waren die wichtigen Bezugspersonen, wie »emotional« durfte man sein, war das Familiensystem eher geschlossen, autoritär, lieber unter sich, oder war es weltoffen, tolerant, neugierig auf die Umwelt?

Was schützt noch vor Stress? Die Forschung nennt »befriedigende Partnerschaft« als einen wichtigen Faktor, weil sie etwas garantiert, das zu den menschlichen Grundbedürfnissen zählt: Geborgenheit, Wärme, Wertschätzung, Liebe.

Genauso wichtig ist »social support«, Teil im Makrosystem sozialer Ordnung zu sein. Die protektive, also schützende Wirksamkeit besteht im Sich-»gebraucht«-Fühlen, in einer befriedigenden Arbeit, im Tragen von Verantwortung und Verpflichtung – auch in Bezug auf Sozialaktivitäten.

Aber auch der »emotional support« ist für das menschliche Wohlbefinden unerlässlich: einen Platz im Mikrosystem persönlicher Beziehungen zu haben – das heißt, für andere Menschen wichtig sein, für Freunde, Familie, Umfeld – und jemanden zu haben, auf den man sich verlassen kann.

Stressfördernd, chronifizierend wirken sich Faktoren wie finanzielle Schwierigkeiten, unbefriedigende Arbeitssituation, schlechte Partnerschaft, keine Unterstützung durch ein soziales Netz, keine ehrlichen emotionalen Bindungen aus, sie stellen sozusagen eine Dauerquelle für Belastungen dar.

Unerfüllter Kinderwunsch ist insofern eine Stressquelle, als dieser Zustand persönlich nicht direkt beeinflussbar ist, weil die Körperfunktionen eigenen Gesetzen folgen. Je mehr nun auf der einzigen Lösung »Kind« beharrt wird, die Konzentration mit allen Fasern darauf gerichtet ist, desto höher ist der Stresspegel, mit dem der Körper fertig werden muss.

Die Sorge, diese scheinbar einzig mögliche Lösung womöglich nicht erreichen zu können, führt zu einem sehr belastenden Druck. Sind alternative Lösungswege denkbar, ist die wahrgenommene Hilflosigkeit nicht so groß, der Stresspegel geringer.

Erst einmal den weiblichen Zyklus verstehen

Einmal im Monat reift im Eierstock (Ovar) ein Eibläschen (Follikel) heran. In diesem Eibläschen befindet sich, mikroskopisch klein, die Eizelle. Das Eibläschen wird größer und größer, bis es ungefähr einen Durchmesser von 2 cm erreicht. Das ist etwa in der Mitte des Zyklus der Fall. Dann platzt dieses Bläschen (Eisprung), katapultiert die Eizelle heraus, die von den »Fangarmen« des Eileiters (Tube) aufgefangen wird. Dort warten bereits die Samenfäden (Spermien) in großer Zahl, um die eingetroffene Eizelle zu befruchten.

Hat es ein Spermium geschafft, die Eihülle zu durchdringen, ist die Eizelle somit befruchtet. Das bedeutet: Es bilden sich zwei Zellkerne. Die Erbinformationen des Mannes aus dem Samen und die Erbinformationen der Frau in der Eizelle vermischen sich und bilden so die Grundlage für ein neues Individuum.

Im Eileiter wird diese Eizelle weitertransportiert. Der Eileiter ist zu diesem Zweck mit feinsten Flimmerhärchen (Zilien) ausgekleidet, die sich hin und herbewegen und dadurch einen Flüssigkeitsstrom erzeugen, der die Eizelle weiterschwemmt, bis sie in die Gebärmutter gelangt. Das dauert etwa eine Woche. In dieser Zeit teilt sich die Eizelle bereits (Zweizell-Vierzell-Achtzellstadium bis zur Blastozyste).

Die Gebärmutter (Uterus) hat sich während der Zeit vor dem Eisprung bereits vorbereitet: Sie hat sich innen mit einer Schleimhautschicht (Endometrium) ausgekleidet, die gemeinsam mit dem Eibläschen gewachsen ist – das heißt, sie ist dicker geworden, beinhaltet Schleimdrüsen, die bereit sind, die befruchtete Eizelle in Empfang zu nehmen, sie einnisten zu lassen und fürs Erste deren Ernährung zu übernehmen.

Nachdem das Eibläschen geplatzt ist und die Eizelle den beschriebenen Weg geht, wird aus der geplatzten Hülle der Gelbkörper (Corpus luteum), der das Gelbkörperhormon (Progesteron) an das Blut abgibt. Dieses sorgt dafür, dass die Drüsen in der Gebärmutterschleimhaut Sekret produzieren, um die befruchtete eingenistete Eizelle zu ernähren.

Ist die Einnistung geschehen, sendet der Embryo seinerseits ein hormonelles Signal aus, das bewirkt, dass der Gelbkörper noch 6–10 Wochen für die Ernährung sorgt, so lange, bis die Plazenta (Mutterkuchen) diese Aufgabe übernimmt.

Erfolgt keine Befruchtung, beziehungsweise nistet sich das befruchtete Ei nicht in die Gebärmutterschleimhaut ein, »verblüht« der Gelbkörper, regt die Gebärmutterschleimhautdrüsen nicht mehr zur Sekretion an. Diese Schleimhaut erfährt nun keine Unterstützung mehr und wird gemeinsam mit Blut abgestoßen – das ist dann die Menstruation, die Regelblutung.

Danach beginnt ein neuer Zyklus mit den gleichen Vorgängen.

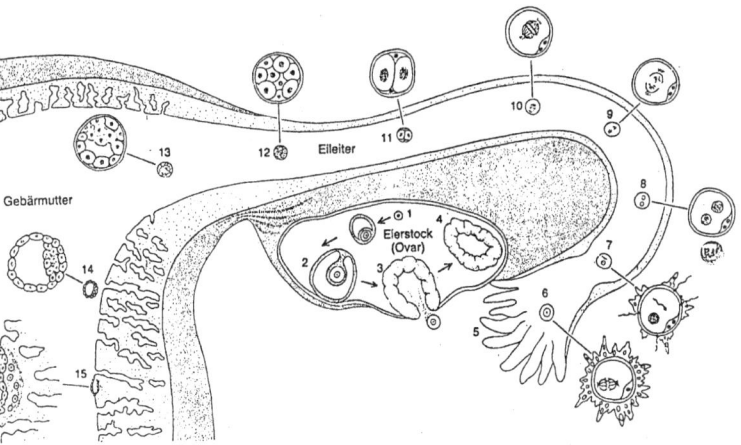

*Abb. 1: Von der Reifung des Eibläschens bis zur Einnistung in die
Gebärmutterschleimhaut*
*1–2: Reifung des Eibläschens (Follikel); 3: Eisprung; 4: geplatzte Eibläschen-
hülle wird zum Gelbkörper; 5–6: Eizelle wandert in den Eileiter; 7: Befruchtung der Eizelle durch ein Spermium; 8–14: Wanderung und Teilung
der befruchteten Eizelle; 15: Einnistung des Embryos in die Gebärmutterschleimhaut*

Wozu die Hormone?

Damit der oben beschriebene Prozess abläuft, braucht es Boten-
stoffe, die jeweils zur richtigen Zeit den richtigen »Einsatz«
geben – die Hormone. Zwei Hormone sind für den Zyklus besonders wichtig: FSH und LH. Sie stammen aus der Hirnanhangdrüse (Hypophyse), die vom Zwischenhirn gesteuert wird.

Dass die Eibläschen wachsen, dafür sorgt das follikelstimu-
lierende Hormon (FSH). In der Mitte des Zyklus steigt das lute-
inisierende Hormon (LH) sprunghaft an, um den Eisprung auszulösen. Es sorgt auch dafür, dass aus dem geplatzten Eibläschen
der Gelbkörper wird und das Gelbkörperhormon Progesteron
erzeugt. Dies lässt die Gebärmutterschleimhaut wachsen und

nährt das eingenistete Ei die ersten Wochen. Die Eierstöcke produzieren ihrerseits wieder Hormone, die, einem Rückmeldemechanismus gleich, die beiden anderen Hormone dazu anregen, anzusteigen oder zu sinken. Das heißt, es gibt ein sehr diffiziles hormonelles »Verständigungssystem«.

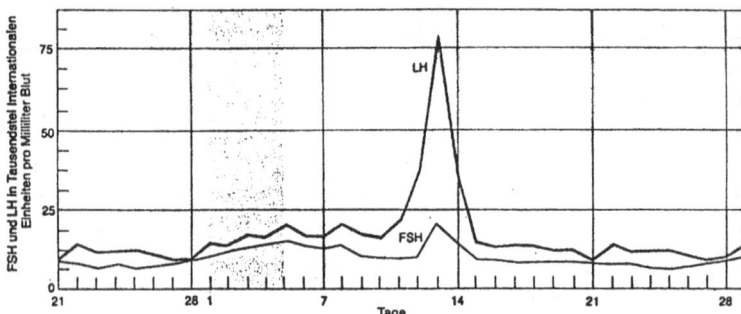

Abb. 2: Zyklischer Verlauf der beiden Hormone FSH (follikelstimulierendes Hormon) und LH (luteinisierendes Hormon)

Samenreifung beim Mann

Beim Mann sind genau die gleichen Hormone wie bei der Frau – nämlich FSH und LH – für die Samenbildung verantwortlich.

Anders als bei der Frau ist die Samenreifung nicht zyklisch (also einmal im Monat wächst ein Eibläschen), sondern ein gleichförmiger, kontinuierlicher Prozess.

Das gesamte Erwachsenenleben hindurch werden Spermien gebildet, der Mann ist daher auch noch im Alter fruchtbar.

Die Samenreifung wird Spermatogenese genannt. Ein Spermium durchläuft mehrere Reifestadien, bis es befruchtungsfähig ist – dies dauert in etwa drei Monate. Es sind also immer Samen verschiedenster Reifestadien zugleich im Hoden vorhanden.

Jedes Spermium besteht aus einem Kopf, einem Körper und einem Schwanz, der sich schnell hin und her bewegen kann und dadurch eine rasche Schwimmbewegung ermöglicht.

Bei einer Ejakulation werden 1–8 ml Flüssigkeit hervorgebracht. Das Ejakulat besteht aus Samenflüssigkeit, die für den Transport und für die Ernährung der Spermien wichtig ist. In einem Milliliter Ejakulat befinden sich etwa 20–150 Millionen Samenfäden. Nach dem Geschlechtsverkehr schwärmen sie aus und schwimmen Richtung Eileiter.

Warum ist die Natur so verschwenderisch mit den Samen? Es genügt doch ein einziges Spermium für die Befruchtung! Es müssen so viele sein, denn dies erhöht die Wahrscheinlichkeit, die winzige Eizelle zu finden.

Hat ein Spermium die Eizelle erreicht, dringt die Spitze (der Kopf) durch die Eizellhülle (durch einen chemischen Stoff wird ein winziges Schlupfloch aufgeweicht), die sich nach dem Eindringen augenblicklich wieder durch einen chemischen Vorgang verschließt, damit kein zweites Spermium eindringen kann.

Durch Beobachtungen aus der In-vitro-Fertilisation weiß man heute, dass sich Spermien bis zu sechs Tagen im Körper der Frau befruchtungsfähig halten. Sie »ruhen« oft in Gewebsfalten der Gebärmutter, um immer wieder auszuschwärmen und zu versuchen, die Eizelle zu erreichen.

Auch beim Mann ist die Samenzellenbildung und -reifung durch Umwelteinflüsse oder psychische Belastungsfaktoren beeinflussbar und störbar.

Wer steuert diesen hochkomplizierten Prozess?

Die Eierstöcke und die Hoden funktionieren nicht eigenständig, sondern werden vom Gehirn aus gesteuert. Verantwortlich ist die Hirnanhangdrüse (Hypophyse), die mit dem Hypothalamus (Zwischenhirn) in Verbindung steht. Von dort aus werden die meisten Körperfunktionen autonom (selbstständig) reguliert (Herzschlag, Schlaf, Hunger, Durst, Verdauung, Atmung usw.).

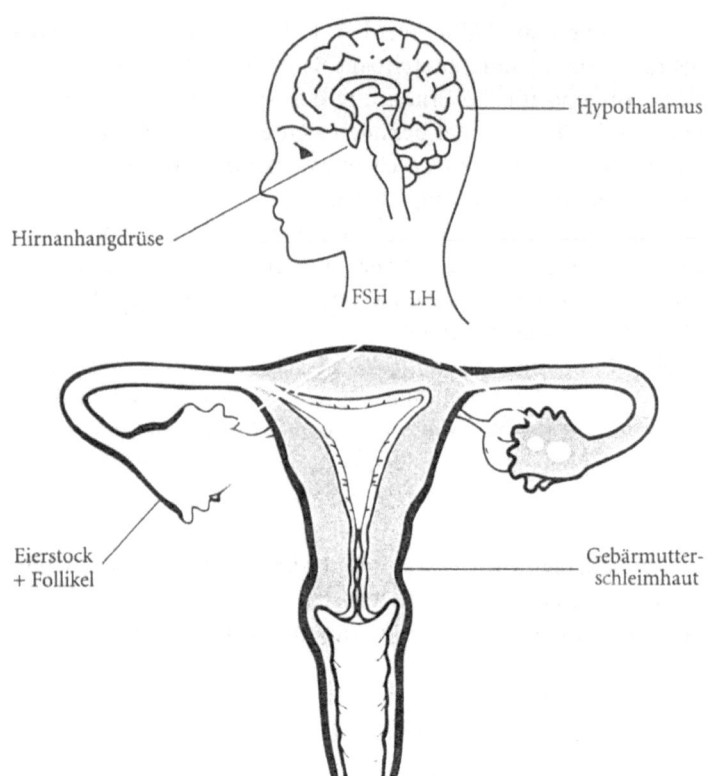

Hypothalamus

Hirnanhangdrüse

FSH LH

Eierstock
+ Follikel

Gebärmutter-
schleimhaut

Abb. 3: Die hormonelle Steuerung geht vom Gehirn aus.

Körper und Seele spielen zusammen – eine ökonomische Meisterleistung

Die Steuerzentrale Hirnanhangdrüse liefert auch die Erklärung, warum seelische und körperliche Vorgänge zusammenhängen. Das Steuerungszentrum dieser Körperfunktionen liegt nämlich in unmittelbarer Nachbarschaft zum Zwischenhirn, wo alle Reize, die wir von außen aus der Umwelt oder innen durch Gedanken und Erinnerungen empfangen, aufgenommen werden. Hier werden sie dann verarbeitet, interpretiert, eingeordnet und beurteilt, damit dem Körper Signale gegeben werden können, um entsprechend den Notwendigkeiten zu reagieren.

Vielfach wird unser Körper von uns als »funktionierende Maschine« wahrgenommen. Seelische Reaktionen, Gefühle, wie Kränkungen, Ängste, Ärger, werden als mehr oder weniger lästige Erscheinungen, die sehr leicht in Richtung »Schwäche« abgetan werden, erlebt.

Emotionen sind aber wichtige Informanten für den Körper. Neue wissenschaftliche Untersuchungen liefern heute Beweise dafür, dass Gefühle unser Denken bestimmen. Luc Ciompi (1997) nennt dies die »Affektlogik«. Dies hat die Natur auch mit der ihr eigenen Vernunft so eingerichtet.

Beispielsweise könnten wir ohne Angstgefühle nicht überleben, weil wir uns in lebensbedrohliche Situationen brächten. Die Zentren im Gehirn, die die lebenswichtigen Prozesse steuern, müssen also unmittelbar mit den Zentren, die Sinneseindrücke verarbeiten, verbunden sein.

Der Körper muss sich an den Sinneseindrücken orientieren und mit Körpervorgängen darauf reagieren.

Er unterscheidet allerdings nicht zwischen »realen« Ängsten (also tatsächlichen Gefahren von außen) oder inneren Ängsten (also bewusst gedachten oder unbewusst empfundenen). Er reagiert vielmehr auf das Gefühl Angst immer gleich: Alle Organe und Muskeln werden bereit gemacht für eine Flucht- oder Angriffssituation.

In realen Gefahrensituationen kann diese bereit gestellte Energie genutzt und verarbeitet werden. Verbrauchen wir sie aber nicht zum Beispiel durch Laufen oder Kämpfen, bleibt sie sozusagen ungenutzt vorhanden. Dies sind Zustände, die mit dem Begriff »Stress« bezeichnet werden: Belastungssituationen, denen wir ausgesetzt sind, die als unangenehm empfunden werden, denen wir aber nicht ausweichen können.

Halten solche Stress-Situationen länger an, raubt das dem Körper Kraft, und er stellt zum Beispiel Funktionen, die nicht lebensnotwendig sind – wie zum Beispiel die Fruchtbarkeit –, so lange ein, bis es ihm besser geht.

Zeichen von Belastungen können in diesem Zusammenhang das Ausbleiben oder Unregelmäßigkeiten der Menstruation sein, zu hohe oder zu niedrige Hormonwerte, schwankende Samenqualität, andere körperliche Beschwerden wie immer wiederkehrende Pilz- oder Harnwegsinfektionen, Prostataentzündungen, Schmerzen beim Geschlechtsverkehr, starke Schmerzen bei der Regelblutung.

Betrachtet man Beschwerden aus dieser Perspektive, erkennt man im »Nichtfunktionieren« eigentlich eine vernünftige Schutzfunktion und nicht ein unlogisches »Versagen« des Körpers. Der Körper ist keine Maschine, die immer gleich funktioniert, sondern er passt sich Bedingungen der inneren und äußeren Welt an.

Man kann auf das Signal des Körpers reagieren, indem man die Ursache an der Wurzel anpackt – also überlegt, welche Belastungsfaktoren bestehen – oder indem man den Körper mit Medikamenten oder Behandlungen zu bezwingen versucht.

Innerhalb der klassischen Reproduktionsmedizin findet dieses Zusammenspiel zwischen Körper und Psyche wenig bis gar keine Beachtung. Ein Nichtfunktionieren wird nicht als Kommunikationsmöglichkeit des Körpers wahrgenommen, sondern als lästig und störend wegmedikalisiert.

Was heißt fruchtbar? Was heißt unfruchtbar?

Die Fruchtbarkeit des Menschen wird generell überschätzt. Die monatliche Chance, schwanger zu werden beträgt etwa 25 %. Das heißt, von hundert Paaren, die ungeschützten Verkehr haben und gesund sind, werden nur 25 pro Zyklus schwanger.

Das bedeutet, dass man erst dann klinisch von Sterilität (Unfruchtbarkeit) spricht, wenn Kinderwunsch besteht und *zwei Jahre* lang trotz ungeschützten regelmäßigen Verkehrs keine Schwangerschaft eintritt.

War eine Frau noch nie schwanger, spricht man von »primärer Sterilität«. »Sekundäre Sterilität« bezeichnet den Zustand, wenn eine Frau nach vorangegangener Schwangerschaft, nach Abbruch oder nach Fehlgeburten nicht mehr schwanger geworden ist.

Der Begriff »Infertilität« bedeutet, dass es zwar zu einer oder mehreren Schwangerschaften gekommen ist, diese aber nie ausgetragen werden konnten.

Das natürliche Potenzial menschlicher Fruchtbarkeit festzustellen ist außerordentlich schwierig, weil eine Reihe unserer Lebensbedingungen die Schwangerschaftserwartung mindern können.

Dies sind neben Umwelteinflüssen – Genussmittel, Drogen oder Noxen – in hohem Maße psychische Faktoren, die sich als hinderlich trotz völliger organischer Unauffälligkeit auswirken, aber auch bei organischen Befunden innerhalb somatischer Behandlungsmethoden zum Tragen kommen können.

Viele Faktoren sind an der Entstehung einer Schwangerschaft mitbeteiligt, letztlich auch Faktoren, die wir (noch) nicht kennen.

Eines ist aber gut gesichertes Wissen: Körper und Psyche spielen zusammen, Schwangerwerden ist mehr als ein technisch reproduzierbarer Vorgang, der, wenn man nur alles »richtig« macht, herzustellen ist.

Strategien, die im Alltag hilfreich sind (wie Planen, Fleiß, Ausdauer, Anstrengung), helfen im Zusammenwirken mit dem

Schwangerwerden nicht weiter, sondern erweisen sich sogar als kontraproduktiv.

Ursachen der Sterilität

Wir können unterscheiden zwischen
a) organischen Ursachen,
b) funktionellen Störungen und
c) idiopathischen (ungeklärten) Störungen.

a) Organische Ursachen

Organische Ursachen bei der Frau
- *Verschlossene oder fehlende Eileiter (Tuben)*
  Verschlossene Eileiter gehen meist auf entzündliche Prozesse im Bauchraum zurück. Diese Entzündungen haben zur Folge, dass sich die seeanemonenartigen Enden, die die Eizelle aus dem Eierstock heranfächeln, verkleben und daher nicht mehr funktionsfähig sind. Gründe können beispielsweise Eierstockentzündungen, Eileiterentzündungen, akute Blinddarmentzündungen gewesen sein.
  Behandlung: Man kann versuchen, durch eine Operation die Verwachsungen und Verklebungen zu lösen. Oft ist aber durch die Entzündungen nicht nur der Eileiter am Ende verklebt, sondern auch die Innenauskleidung (die feinen Flimmerhärchen) so geschädigt, dass auch nach Öffnen des Eileiters die Eizelle nicht transportiert werden kann. Von außen können die Eileiter jedoch funktionsfähig und offen erscheinen.
  In diesem Fall ist die einzige Behandlungsmöglichkeit die Befruchtung außerhalb des Körpers (In-vitro-Fertilisation), die später beschrieben wird.
  Untersucht wird die Eileiterfunktion durch ein Eileiterröntgen. Unter einer kurzen Narkose (sonst ist die Untersuchung recht schmerzhaft) wird ein Kontrastmittel in die Gebärmutter gespritzt und gleichzeitig eine Röntgenaufnah-

me des Bauches gemacht, damit der Arzt beobachten kann, ob das Mittel durch die Eileiter in den Bauchraum fließt – der Beweis, dass sie nicht verschlossen sind.

Fehlende Eileiter sind meist die Folge von Eileiterschwangerschaften, das heißt, eine oder beide Tuben mussten operativ entfernt werden. Ist ein Eileiter in Ordnung, ist trotz des fehlenden zweiten eine Schwangerschaft selbstverständlich möglich. Fehlen beide, bleibt als Möglichkeit nur die In-vitro-Fertilisation.

* *Fehlende Eierstöcke (Ovarien)*
  Manchmal ist es notwendig, einen oder beide Eierstöcke operativ zu entfernen, da starke Zystenbildung die Ovarien geschädigt hat. Fehlen beide Eierstöcke, gäbe es nur die Möglichkeit einer Eizellspende, um schwanger werden zu können, das ist aber in Deutschland (Embryonenschutzgesetz § 1 Abs. 1 Nr. 2 EschG) und in Österreich (geregelt durch das Fortpflanzungsmedizingesetz FmedG 1992) rechtlich untersagt.
* *Fehlbildungen der Gebärmutter*
  Selten kommt es vor, dass Frauen von Geburt an keine Gebärmutter haben. Diese angeborene Störung nennt man »Rokitansky-Küster-Syndrom«: Anstelle des Uterus ist nur ein querverlaufender dünner Gewebestrang vorhanden. In diesem Fall ist keine Schwangerschaft möglich.
* *Chromosomenanomalien und genetische Ursachen*
  Frauen mit dem »Turner-Syndrom«, der Chromosomenaberration XO, haben z.B. keine Ovarialfunktionen, das heißt, entweder sind gar keine Eierstöcke angelegt, oder sie nehmen ihre Funktion nie auf.

Organische Ursachen beim Mann

Bei kinderlosen Ehen liegen in ca. 40–45 % der Fälle die Fertilitätsstörungen beim Mann. Da die Untersuchungen bei der Frau technisch und zeitlich aufwendiger sind, sollte sich bei ungewollter Kinderlosigkeit zuerst der Ehemann einer entsprechenden andrologischen Untersuchung mit Bestimmung eines so genannten *Spermiogramms* unterziehen. Das bedeutet, Samenflüssigkeit durch Masturbation zu gewinnen und diese analysieren zu lassen. Anhand der mikroskopischen Untersuchung des Samens (Ejakulats) sowie der Bestimmung des Hormonspiegels mittels Blutabnahme lässt sich ein schneller Überblick über die Fertilität des Mannes erzielen.

Ursachen der Unfruchtbarkeit

* *Varikozele*
  Es handelt sich hierbei um eine Krampfaderbildung im Bereich der Samenstrangvenen, die man insbesonders beim Stehen im Hodensack ertasten oder bei ausgeprägten Fällen auch sehen kann. Die Varikozele muss aber nur behandelt werden, wenn sie Schmerzen bereitet oder zu Störungen der Spermienbildung, also zur Unfruchtbarkeit führt. Die Behandlung der Varikozele erfolgt entweder operativ oder durch Verödung der Venen.

* *Hodenhochstand (Kryptorchismus)*
  Hodenhochstand, auch *Leisten-* oder *Bauchhoden* genannt. Darunter versteht man ein angeborenes Zurückbleiben eines oder beider Hoden im Leistenkanal oder im Bauchraum. Dieser ist bei 2–3 % aller neu geborenen Jungen zu beobachten und muss innerhalb der ersten 2 Lebensjahre behandelt werden, weil es sonst zu einer bleibenden Schädigung der Spermienbildung und somit zur späteren Unfruchtbarkeit des Mannes kommen kann.

* *Infektionen des Hodens/Nebenhodens*
  Ursachen für Schädigungen der Spermien mit nachfolgender Unfruchtbarkeit sind Entzündungen des Hodens oder Nebenhodens im Rahmen von Infektionskrankheiten wie Mumps oder im Rahmen von Harnwegsinfektionen mit nachfolgenden Nebenhodenentzündungen. Die Spermiogenese ist durch das geschädigte Hodengewebe gestört oder nicht mehr möglich. Meist werden keine Spermien – bzw. keine reifen Spermien – im Ejakulat gefunden. Hier gibt es leider keine Behandlung.

Untersucht wird die Funktionsfähigkeit des Hodengewebes mittels einer Hodenbiopsie: Unter Narkose wird dem Hoden ein winziges Gewebestück entnommen und untersucht.

- *Blockierte (verschlossene) oder fehlende Samenleiter*
Meist handelt es sich um entzündliche Prozesse, die Verschlüsse verursachen. Wenn solche Entzündungen auf beiden Seiten der Samenleiter bzw. der Nebenhoden auftreten, kann es zu einer so genannten Azoospermie kommen. Das bedeutet, es können keine Samenzellen beim Samenerguss über den Samenleiter transportiert werden. Im Spermiogramm sind dann auch keine Samenzellen zu finden. Neben Entzündungen können aber auch angeborene Fehlbildungen der Samenleiter und des Nebenhodens zu einer Azoospermie führen.
In einigen Fällen kann man dann durch eine Operation die Durchgängigkeit der Samenleiter wiederherstellen.
Mittels einer Hodenpunktion kann überprüft werden, ob sich reife Samenzellen im Hodengewebe befinden, die dann zur Befruchtung der Eizelle außerhalb des Körpers verwendet werden können.

- *Sertoli-cell-only-Syndrom*
Das komplette Ausbleiben der Spermienreifung im Hoden nennt man Sertoli-cell-only-Syndrom. Diese Störung, die mittels Hodenbiopsie und Hormonuntersuchungen festgestellt werden kann, ist nicht zu behandeln.

- *Hodentorsion*
Eine Schädigung der Spermienbildung tritt durch eine zu spät behandelte Hodentorsion auf. Hierbei kommt es zu einer plötzlichen Drehung des Hodens im Hodensack mit akut einsetzenden starken Schmerzen. Da durch diese Drehung des Hodens die Blutversorgung unterbrochen wird, muss die Hodentorsion innerhalb von 6 Stunden durch eine Operation behandelt werden, sonst droht der Hoden abzusterben und muss dann entfernt werden.

- *Störungen der Hormonproduktion*
Störungen der Hormonproduktion in Hoden, Hypophyse oder

Hypothalamus können zu männlicher Unfruchtbarkeit führen. Diese kann mittels Hormonuntersuchungen erfasst und manchmal durch Hormongaben behandelt werden.

- *Störungen der Erbsubstanz (Chromosomenanomalien)*
  Die häufigste Chromosomenanomalie beim Mann ist das *Klinefelter-Syndrom*, das sich meist in einer überdurchschnittlichen Körpergröße und sehr kleinen Hoden äußert und praktisch immer mit einer Zeugungsunfähigkeit einhergeht. Die zugrundeliegende Störung ist ein Überschuss weiblicher Geschlechtschromosomen (XXY-Geschlechtschromosomensatz)

b) Funktionelle Störungen

Funktionell nennt man jene Störungen, die eine Körperfunktion betreffen (z. B.: Ausbleiben der Regel, zu hohe oder zu niedrige Hormonwerte, schwankende Samenqualität), sich jedoch wieder normalisieren können. Sie sind messbar, daher nachweisbar. An diesen Störungen sind immer psychische Prozesse beteiligt.

Typische Störungen bei der Frau

- *Hormonstörungen*
  Wenn die Hormone FSH (follikelstimulierendes Hormon) oder LH (luteinisierendes Hormon) zu viel oder zu wenig ausgeschüttet werden, laufen die genau aufeinander abgestimmten Prozesse anders ab. Die Folge ist: Es kommt zu keiner Follikelreifung und somit auch zu keinem Eisprung. Ist das Prolaktin (ein Hormon, das für die Brustentwicklung und den Milchfluss in den Brustdrüsen verantwortlich ist) zu hoch, beeinträchtigt das die Fruchtbarkeit. Das Gleiche gilt für das Schilddrüsenhormon. Diese Störungen können durch Hormongaben und durch gleichzeitiges Erfassen der psychischen Faktoren behandelt werden.
- *Amenorrhoe (keine Regelblutung)*
  Primäre Amenorrhoe: Die Regelblutung hat in der beginnenden Pubertät nie eingesetzt. Hierbei liegen selten organische

Ursachen durch Chromosomendefekte vor, meist aber sind frühe psychische Störungen für das Ausbleiben der Menarche verantwortlich.

Sekundäre Amenorrhoe: Die Regelblutung ist nach einer normalen Zyklustätigkeit länger als 4 Monate ausgeblieben, ohne dass die Frau schwanger ist. Auch hier liegen seltener organische als vielmehr psychische Ursachen zugrunde.

Typische Störungen beim Mann

- *Schwankende Spermienqualität*

  Relativ häufig kommt es vor, dass der Mann zur Untersuchung zum Urologen geht, ein Spermiogramm (Untersuchung des Ejakulats unter dem Mikroskop) machen lässt und erfährt, dass die Qualität eingeschränkt und somit die Fruchtbarkeit herabgesetzt ist. Nach einiger Zeit wird diese Untersuchung wiederholt, der Befund ist deutlich besser; einige Zeit später ergibt die Kontrolluntersuchung, dass die Samenqualität ganz schlecht ist.

Was bestimmt nun die Samenqualität?

Sie setzt sich aus einigen Faktoren zusammen: Menge (wie viel Millionen Samenzellen sind vorhanden), Gestalt (begutachtet wird die Anzahl der pathologischen – fehlgeformten – Samenzellen) und Beweglichkeit der Samenzellen (lebhaft beweglich, mäßig beweglich und unbeweglich).

Es ist erwiesen, dass diese Qualität großen Schwankungen unterliegen kann. Ebenfalls erwiesen ist, dass hier psychische Belastungsfaktoren eine große Rolle spielen. Man konnte nachweisen, dass Männer, die eine Verminderung der Samenqualität aufwiesen (ohne organische Ursache), weitaus häufiger an schicksalhaften Belastungen oder Belastungen am Arbeitsplatz litten als Männer mit unauffälligem Spermiogramm (Stauber, 1979, Greimel, 1992). Behandelt man diese Männer psychotherapeutisch, bessert sich nachgewiesenermaßen das Spermiogramm und auch die Fruchtbarkeit.

Besonders drastisch konnte schon in den 40er-Jahren der deutsche Anatom H. Stieve psychische Belastung als Ursache von Sterilität nachweisen. Bei Männern, die in der Todeszelle auf ihre Hinrichtung warteten (und das ist sicher eine der höchsten emotionalen Belastungen, die man sich vorstellen kann), wurde bei der Untersuchung nach der Hinrichtung festgestellt, dass das Hodengewebe massiv geschädigt war (Stieve, 1940).

Anschaulich zeigt das Handbuch für die Untersuchung des menschlichen Samens der WHO (Weltgesundheitsorganisation), wie groß die Schwankungsbreite der Spermienzahl sein kann (s. Abb. 4).

Am Beispiel eines gesundes Mannes, der bereits Vater war und sich als Versuchsperson zur Verfügung gestellt hatte, konnte dargestellt werden, dass auch dieser Mann Phasen mit hoher Spermienzahl (170 Mio), aber auch Phasen, in denen nahezu keine Samen gefunden werden konnten, aufwies.

Das bedeutet, dass Schwankungen zum Leben gehören und dass sie als ein Barometer (seelischen) Wohlbefindens verstanden werden können.

Auch hier passt sich der Körper inneren und äußeren Bedingungen an – aus durchaus »vernünftigen« und ökonomischen Gründen.

Betrachtet man den durchschnittlichen Wert dieser Kurve, so bemerkt man im Verlauf einen Abstieg und gegen Ende einen Anstieg der Kurve. Wir können nur darüber rätseln und spekulieren, wir wissen nur eines: Der Mann war nie krank. Er wurde angeworben, sich als Versuchsperson zur Verfügung zu stellen, über 120 Wochen alle zwei Wochen Samen abzugeben.

Wenn man sich nun bewusst macht, was das bedeutet, nahezu zweieinhalb Jahre Samen abgeben zu müssen, wäre es durchaus verständlich, wenn diese Versuchsreihe mit der Zeit für diesen Mann zur Belastungsprobe wurde. Als ein Ende in Sicht war, wirkte sich diese Erleichterung aus. Wie gesagt, eine »wilde« Spekulation, die aber nachdenklich stimmt, wenn während der Zeit eines starken Kinderwunsches, in der auch die

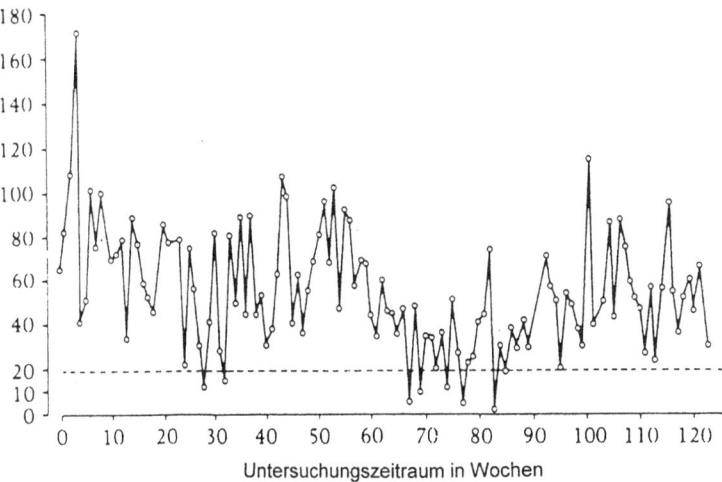

Abb. 4: *Kurve der Samenanzahl innerhalb eines Zeitraumes von*
120 Wochen

fruchtbaren Tage errechnet werden und der Verkehr gesteuert
wird, bei nicht wenigen Männern eine Verschlechterung der
Samenqualität zu beobachten ist. Es könnte ja sein, dass sich
Männer manchmal so ähnlich fühlen wie in dieser Versuchsreihe?

c) Idiopathische (ungeklärte) Störungen

Idiopathische Störungen liegen dann vor, wenn organisch alles
in Ordnung ist, auch die hormonelle Steuerung funktioniert,
die Samenqualität stimmt, aber es kommt trotzdem zu keiner
Schwangerschaft.

Diese Ausgangssituation ist erfahrungsgemäß für die meisten
Paare am schwierigsten zu ertragen. Immer wieder ist zu hören:
»Es ist zwar beruhigend, dass alles gesund ist, aber das ›Warum klappts
nicht?‹ wird immer quälender! Mir wäre lieber, ich hätte verschlossene
Eileiter, dann wüsste ich einen Grund und käme mir nicht so hilflos
vor!«

35

Verschiedenste Reaktionen auf die Diagnose »es ist alles in Ordnung« sind zu beobachten: vom wütenden Kampf gegen den Körper (*ich will, ich will jetzt, der Körper muss funktionieren, ich will ihn mit allen Mitteln bezwingen*), über Versagensgefühle (*was mache ich falsch? Warum gelingt mir das Einfachste der Welt nicht?*), Minderwertigkeitsgefühle (*ich bin so lange keine vollwertige Frau, bis ich schwanger bin. Wir verheimlichen unseren unerfüllten Kinderwunsch vor allen Leuten, denn wir schämen uns.*), Neid (*alle unsere Freunde haben bereits Kinder! Jetzt ist sogar meine beste Freundin schwanger – ich ertrage es nicht, sie zu sehen! Kaum sehe ich eine Schwangere auf der Straße, könnte ich heulen!*), Hadern mit dem Schicksal (*andere kriegen Kinder und wollen sie nicht! Manche geben sie weg, manche Kinder wachsen in schrecklichen Familien auf! Warum kriegen solche Paare Kinder und wir nicht, wo wir doch so viel für ein Kind tun könnten!*), Depression (*Mich freut nichts mehr, unser Leben hat ohne Kind keinen Sinn, ich kann an nichts mehr anderes denken, jedes Mal, wenn die Regel kommt, bin ich tagelang traurig*).

In diesem Zusammenhang ist es besonders wichtig anzuerkennen: Kinderwunsch ist immer vor dem Hintergrund der momentanen Lebenssituation, der Paarbeziehung und der individuellen Lebensgeschichte zu betrachten und zu schauen, welche Faktoren sich vielleicht auf den Kinderwunsch hindernd auswirken könnten. Es wird später noch ausführlich auf diese Fragen eingegangen.

Wie verbreitet ist das Problem unerfüllter Kinderwunsch?

Etwa jedes vierte bis siebente Paar wartet vergeblich auf ein Kind. Laut Schätzungen der WHO sind weltweit 60 bis 80 Millionen Paare unfruchtbar.

In 60 % der Fälle liegt die Ursache bei der Frau. Die häufigsten Ursachen sind verschlossenen Eileiter und eingeschränkte Samenqualität. Allerdings fällt auf, dass allgemein der Kinderwunsch auf ein höheres Alter verschoben wird, zunächst eine berufliche und finanzielle Konsolidierung angestrebt wird und mehr und mehr »geplant« wird. Das heißt, es wird die Schwangerschaft nicht zu einem sich natürlich ergebenden Zeitpunkt akzeptiert, sondern aktiv in einen vorgefassten Lebensplan hineingepasst. Zunehmend gilt die Aufmerksamkeit der Paare der Verhütung bzw. der aktiven Fruchtbarkeitsplanung.

Kinderwunschbehandlung

Vor 25 Jahren kam das erste »Retortenbaby« zur Welt, heute gibt es bereits eine Million Kinder, die durch eine IVF-Behandlung entstanden sind.

In den Anfängen war die In-vitro-Fertilisation eine äußerst aufwändige, zeitraubende und anstrengende Behandlung für beide Seiten: für Paare und Ärzte. Die Eizellen wurden nicht durch die Scheide entnommen, sondern unter Vollnarkose durch eine Laparoskopie (Bauchspiegelung). Die Frauen mussten dafür Klinikaufenthalte auf sich nehmen, der operative Eingriff hatte schmerzhafte Nachwirkungen. Die Vorbehandlung erforderte tägliche Blutabnahmen, die Dosierung der Hormone war noch nicht so ausgereift wie heute und es gab unangenehme Nebenwirkungen.

Heute ist die IVF-Behandlung »nebenher«, sprich neben dem Beruf, zu bewerkstelligen, ohne dass man sich dafür Urlaub nehmen müsste. Die Hormongaben sind genau abgestimmt, und eigentlich sind nur mehr drei Besuche beim Arzt nötig: zur Ultraschallkontrolle, zur Punktion (Eizellengewinnung) und zum Wiedereinsetzen der befruchteten Eizellen.

Die Ursachen der Unfruchtbarkeit liegen bei der Frau

Die In-vitro-Fertilisation mit Embryotransfer (IVF mit ET)

Unter *In-vitro-Fertilisation (IVF)* versteht man die Verschmelzung einer Eizelle mit einer Samenzelle außerhalb des Körpers der Frau, z. B. im Reagenzglas oder in einer Petrischale (Glasschale mit Deckel).

Embryotransfer (ET) bezeichnet die Übertragung der sich entwickelnden befruchteten Eizelle in die Gebärmutter.

Die In-vitro-Fertilisation mit Embryotransfer gehört zu den gängigen Methoden der Reproduktionsmedizin und wird bei Frauen angewendet, deren Eileiter nicht behebbare Verschlüsse oder schwere Schädigungen aufweisen.

Die Durchführung der In-vitro-Fertilisation erfolgt in drei Schritten:

Vorbehandlung: Der IVF-Zyklus beginnt mit einer Hormonbehandlung der Frau, um das Reifen mehrerer Follikel (Eibläschen) zu veranlassen. Dadurch wird für die Frau die Chance, schwanger zu werden, wesentlich erhöht. Die Durchführung der Hormonbehandlung wird in den jeweiligen IVF-Zentren zwar unterschiedlich gehandhabt, doch prinzipiell geht es darum, die Eierstöcke zur Produktion mehrerer Follikel anzuregen (im natürlichen Zyklus reift ja üblicherweise immer nur ein Eibläschen heran).

Auf dem Bildschirm des Ultraschallgerätes werden die durch die Hormongaben angeregten Eibläschen gezählt und ihre Größe bestimmt.

Nach einer eisprungauslösenden Spritze erfolgt die *Follikelpunktion.* Dazu wird eine stabförmige Ultraschallsonde mit einer Nadelführung in die Scheide eingeführt. Unter Ultraschallsicht wird dann die Nadel durch die Scheidenwand nacheinander in jedes Eibläschen eingeführt und die Follikelflüssigkeit samt Eizelle mittels einer kleinen an der Nadel angeschlossenen Pumpe in ein Röhrchen abgesaugt.

Unter dem Mikroskop wird dann in der Flüssigkeit nach der Eizelle gesucht, die dann in den Inkubator (Brutschrank) gebracht wird.

Der Eingriff erfolgt in den meisten Instituten unter einer so genannten Kurznarkose. Die Verträglichkeit dieser Kurznarkose ist sehr gut, und die Patientin kann bei komplikationslosem Verlauf nach etwa 1–2 Stunden nach Hause entlassen werden.

Gleichzeitig gewinnt der Mann durch Masturbation in einem dafür vorgesehenen Raum den Samen. Dieser wird durch mehrere »Waschvorgänge« und in einem Kulturmedium befruchtungsfähig gemacht und nach 1–5 Stunden der Eizelle zugefügt.

Am nächsten Tag werden die Eizellen unter dem Mikroskop dahingehend begutachtet, ob eine Befruchtung stattgefunden hat. Man erkennt das daran, dass zwei Kerne in der Eizelle sichtbar sind.

Am fünften Tag, im Stadium der Blastozyste, erfolgt der *Embryotransfer,* das Wiedereinsetzen der nun befruchteten Eizellen, jetzt Embryo genannt. (Dieses Stadium erreichen allerdings nur 36 % der befruchteten Eizellen, sie haben aber dann allerdings eine Einnistungswahrscheinlichkeit von 50 %. Die anderen Embryonen stellen das Wachstum ein oder degenerieren.)

Mit einem weichen Katheter werden die in einem Tropfen Kulturmedium befindlichen Eizellen unter Ultraschall-Beobachtung vorsichtig durch den Muttermund in die Gebärmutter gelegt. Dies geschieht ohne Narkose, schmerzlos, und ist vergleichbar mit einer gynäkologischen Untersuchung.

Mit der Zahl der transferierten Eizellen erhöht sich nicht nur die Wahrscheinlichkeit für das Eintreten einer Schwangerschaft, sondern auch die Wahrscheinlichkeit für das Entstehen einer Mehrlingsschwangerschaft.

Durch die Möglichkeit des *Tieffrierens (Kryokonservierung)* von befruchteten Eizellen kommt man nicht mehr in die Zwangssituation, alle befruchteten Eizellen einsetzen bzw. überzählige Eizellen verwerfen zu müssen.

Nach dem Transfer kann das Paar nach Hause gehen. In den verschiedenen Zentren, in denen IVF durchgeführt wird, wird auch je unterschiedlich gehandhabt, wie lange die Frau nach dem Wiedereinsetzen liegen soll.

Nach dem Embryotransfer werden im Allgemeinen noch die Gebärmutter unterstützende Medikamente gegeben, und nach 16 Tagen wird ein Schwangerschaftstest gemacht.

Der Behandlungszyklus und seine Hürden – IVF bedeutet auch immer eine psychische Belastungsprobe

Während einer IVF-Behandlung durchläuft das Paar verschiedene Therapieabschnitte, die je nach Phase psychische Hürden enthalten können.

Erster Termin im IVF Zentrum

Der erste Schritt in ein Behandlungszentrum ist häufig schwierig. Mit einem oder mehreren fremden Menschen muss über ein Thema größter Intimität gesprochen werden, das man sonst nur mit ganz vertrauten Personen bespricht.

Kinderwunsch zu haben und zuzugeben, dass es mit dem Schwangerwerden nicht klappt, ist für viele begleitet von Schamgefühlen und Gefühlen der Unzulänglichkeit – etwas so »Einfaches« wie das Kinderkriegen nicht zu schaffen. Dass der eigene Körper einen hier im Stich lässt, erzeugt Gefühle wie Wut, Trauer, Schuldgefühle oft auch das Bedürfnis, sich zurückzuziehen.

Man muss sich Fragen stellen lassen, die das Intimleben betreffen, sich körperlichen Untersuchungen unterziehen, und immer mehr entfernt sich die Realität von der ursprünglichen Vorstellung des Schwangerwerdens.

Das Gefühl des Angewiesenseins auf Dritte ist schwierig zu verkraften. Gesellschaftlich ist das Thema nach wie vor tabuisiert. Viele Paare verleugnen ihren Wunsch nach außen hin »*wir wollen keine Kinder*«, »*wir wollen unser Leben noch ungestört genießen*«, »*wir machen uns keine Sorgen, es wird schon einmal klappen*«

aus Sorge, mitleidig angesehen zu werden, nicht für voll genommen oder schief angesehen zu werden, weil eine künstliche Methode der Befruchtung gewählt wird.

Das »Baby aus dem Glas« hat noch immer etwas Seltsames.

Deshalb halten die meisten Paare die Tatsache, behandelt zu werden, geheim, was oft den Druck erzeugt, Ausreden erfinden zu müssen, auf der Hut sein zu müssen, sich nicht zu verraten, Urlaube statt zur Erholung für die Behandlung zu benutzen.

Der Entschluss zur Behandlung bedeutet meist, die Hoffnung aufzugeben, natürlich schwanger zu werden und stattdessen alle Hoffnung in die ärztliche Kunst und die Technik zu legen.

Für manche Paare ist dieser Schritt durchaus erleichternd – nach dem Motto: endlich aktiv etwas tun zu können, für manche ist er Ergebnis langen Nachdenkens und mit schwerem Herzen zustande gekommen.

Beginn und Prozedur der Behandlung erfordern psychische Leistung

Diese Phase beginnt mit der Einnahme verschiedener Medikamente und der Gabe von Injektionen.

Der eigentliche Beginn ist aber schon früher anzusetzen, nämlich mit dem Entschluss, zu einem festgesetzten Zeitpunkt tatsächlich mit der Behandlung anzufangen.

Man muss sich vorstellen, dass andere Paare – ohne Behandlung – sich zwar prinzipiell für eine Schwangerschaft entscheiden, das Verhüten beenden, dann aber in der Folge nicht wissen, wann es so weit sein wird.

Die Paare, die sich zur IVF entschließen, müssen sich ganz bewusst jeweils für einen konkreten Zeitpunkt des möglichen Schwangerwerdens entscheiden.

Diese Entscheidung ist gar nicht so einfach, wie sie klingt. Man unterschätzt das Gefühl, das dadurch ausgelöst wird.

Fast immer treten gleichzeitig auch Zweifel an der Richtigkeit der Entscheidung auf, die aber meist mit großer Energie als scheinbar paradox verdrängt werden.

Der Widerstreit von Gefühlen

Die psychologische Hürde dieser Phase heißt *Ambivalenz.* Die Ambivalenz (sich hin und her gerissen fühlen, widerstreitende Gefühle haben) ist ein Gefühl, das wir bei schwangeren Frauen als völlig normal, ja eigentlich als notwendig kennen. Einerseits: Wie wird das Leben mit Kind sein? Meine Freiheit wird eingeschränkt, ich bin unsicher, etwas ängstlich, ob alles in Ordnung sein wird. Werde ich alles schaffen? Andererseits: Ich freue mich auf das Kind, endlich sind wir eine Familie, ich bin neugierig wie es aussehen wird, ich fühle mich gut ...

Hier liegt aber genau die Schwierigkeit für Frauen, die sich zur IVF entschlossen haben: ein Stück dieser Ambivalenz müssen sie schon durchmachen, *bevor* eine Schwangerschaft tatsächlich eingetreten ist.

Die Situation, einer bestimmten, genau vorprogrammierten Prozedur unterworfen zu sein, deren Ziel die Schwangerschaft ist, bedeutet schon fast soviel wie schwanger zu sein – zumindest im Kopf. Widersprüchliche Gedanken zu hegen ist aber gerade für diese Frauen verwirrend, werden geradezu als absurd empfunden, weil sie doch in krassem Gegensatz zum lange gehegten Kinderwunsch stehen. Sie werden daher krampfhaft zur Seite geschoben. Sowohl das Paar selbst als auch dessen Umwelt erwarten eine absolut positive und freudige Einstellung, während negative Gefühle ganz und gar unangebracht und unverständlich erscheinen.

Psychologische Untersuchungen von SterilitätspatientInnen bestätigen diese »Zwickmühle«. »... Schatten und Zweifel gehören nicht zu der Wunschvorstellung.« (Brähler, 1986)

Werden aber diese eigentlich sehr realitätsbezogenen Gedanken unterdrückt – Kinder haben ist tatsächlich nicht nur herrlich –, treten oft nervöse Spannungszustände auf, oder es ist eine fast übertrieben erscheinende Zuversicht und Begeisterung zu beobachten, mit der insbesondere Frauen die Behandlung beginnen.

Deutlich wird der nicht ausgedrückte Zwiespalt oftmals zusätzlich dadurch, dass Termine vergessen oder verwechselt werden, Medikamente nicht oder falsch eingenommen werden, körperliche Beschwerden auftreten (Kopfschmerzen, Kreuzschmerzen, Übelkeit, Gewichtszunahme usw.).

Kontrolle loslassen

Ebenso kann es für manche Paare eine psychische Hürde bedeuten, sich der Behandlung zu überlassen – also das Loslassen des eigenen Bedürfnisses nach Organisation, Kontrolle und selbstständigem Handeln.

Ein Dritter (das Institut, der Arzt) übernimmt scheinbar ab nun alle Entscheidungen, trifft alle Vorkehrungen, ordnet an.

Erfolgsgewohnte, aktive Menschen, die gewohnt sind, ihr Leben in die Hand zu nehmen und zu planen, finden sich oft in der ihnen nun zugeteilten passiven Rolle nur schwer zurecht. Sich einer fremdorganisierten Prozedur zu überlassen sind sie nicht gewohnt: *»ich fühle mich ganz kribbelig und hilflos, weil ich so gar nichts selbst beeinflussen kann!«*

Für andere Paare bedeutet das Abgeben der Verantwortung an das Behandlungsteam eine wohltuende Erleichterung, sich sozusagen ab nun um nichts mehr kümmern zu müssen.

Hoffnung/Enttäuschung

Die IVF-Behandlung erfordert eine weitere innere Leistung: zwar Hoffnung in die Methode und Vertrauen in das Institut zu setzen, aber dann nicht zu sehr enttäuscht zu sein, wenn es nicht beim ersten Mal klappt.

Das bedeutet, sich zuvor schon der Realität zu stellen, dass die »Erfolgsquote« pro Versuch maximal 30 % beträgt und man sich, wenn man sich schon für so eine Behandlung entschließt, auf einen längeren Zeitraum des Versuchens einstellen und innerlich vorbereiten muss. Das ist nicht einfach, denn »nicht hoffen« geht nicht – wäre auch widersinnig – und eine Hoffnung zu dosieren ist oft etwas, das erst nach einigen erfolglosen Versuchen gelingt – ein emotionaler »Spagat«, der, je nachdem wie groß der Leidensdruck ist, besser oder weniger gut gelingt.

Leistungsanspruch und Versagensangst
Noch eine psychische »Falle« verbirgt sich in der Behandlungsprozedur: Der Druck, der sich vor allem durch die gedankliche Verbindung mit Leistung und Versagen aufbauen kann.

Durch den Einsatz technischer Geräte (Ultraschall, Eizellenentnahme, Mikroskop, Transfer der Embryonen) werden Körpervorgänge sichtbar gemacht und verfolgt, die normalerweise unbeobachtet ablaufen.

Dies verleitet vielfach dazu, ehrgeizig, ängstlich und oftmals auch geradezu verbissen die Funktionstüchtigkeit des Körpers zu verfolgen, denn jetzt könnte sich ein »Versagen« des Körpers sozusagen »schwarz auf weiß« beispielsweise auf dem Bildschirm des Ultraschallgerätes oder im Mikroskop zeigen.

Es ist mitzuverfolgen, ob und wie viele Eibläschen sich durch die Hormonbehandlung gebildet haben, ob sie »ordentlich« wachsen; nach der Punktion zeigt sich, ob tatsächlich in jedem Follikel eine Eizelle zu finden war, und tags darauf, die Stunde der Wahrheit: Wie viele Eizellen haben sich befruchtet? Die Fruchtbarkeit der Frau wird sozusagen sichtbar.

Die Behandlung konzentriert sich hauptsächlich auf den Körper der Frau, und viele fühlen sich somit als Trägerin von Erfolg oder Misserfolg. Alle Aufmerksamkeit ist auf sie gerichtet, auch das Behandlungsteam verfolgt gespannt den Verlauf mit. Es ist gut nachzuvollziehen, dass Leistungsdruck entstehen kann!

Diese Phase, in der die Technik im Vordergrund steht, verleitet oft zu denken, der Körper funktioniere ebenso technisch immer gleichförmig, wie eine Maschine, die man nur richtig in Gang setzen muss.

Wie fühlen sich Männer während der Behandlung?

Manche gehen das ganze Problem sehr »technisch« an: richtiger Zeitpunkt, Eizelle mit Samen zusammengebracht = Kind – völlig klar. Sie können sich schwer mit dem Gedanken anfreunden, dass diese Formel so nicht stimmt.

Einige fühlen sich damit nicht wohl, dass die gesamte Prozedur nahezu nur am Körper der Frau abläuft. Sie fühlen sich etwas hilflos und wären gerne mehr miteinbezogen. Besonders jene Männer, deren Spermienqualität nicht so gut ist und bei denen deshalb diese Behandlung durchgeführt wird, entwickeln manchmal Schuldgefühle: »*Wegen mir muss meine Frau nun das alles durchstehen.*«

Es gibt einen Zeitpunkt der Behandlung, zu dem sich auch der Mann auf dem »Prüfstein« fühlt: die Samengewinnung und das Warten auf die Befruchtung.

Die Tatsache, in einem dafür vorgesehenen Raum masturbieren zu müssen, danach mit dem Produkt im Becher zur Laborantin gehen zu müssen, die die Spermien unter dem Mikroskop begutachtet und dann zur Befruchtung vorbereitet, löst zumindest ein unbehagliches Gefühl aus. Bei manchen Männern ist in dieser Umgebung und auf »Verordnung« keine Samengewinnung möglich. In guten Instituten kann in so einem Fall der Samen auch von zu Hause mitgebracht werden.

Im Kapitel »Körper und Seele spielen zusammen« wurden bereits die Zusammenhänge zwischen Psyche und körperlichen Funktionen besprochen. Hinweise auf psychischen Druck und somit auf eine mögliche Ursache der Unfruchtbarkeit bieten sich nicht nur bei der ungeklärten Sterilität an, sondern können sich auch als funktionelle Störungen innerhalb einer Kinderwunschbehandlung bemerkbar machen.

Das heißt, die Behandlung läuft mehrmals scheinbar optimal ab, aber es kommt keine Schwangerschaft zustande. Trotz normaler Hormondosis reifen keine Eibläschen oder nicht ausreichend, es entwickeln sich vermehrt leere Eibläschen ohne Eizellen (Zysten) oder der Samenbefund ist unerwartet schlecht, und die Samen eigenen sich nicht zur Befruchtung.

Es kommt auch vor, dass bei ein und derselben Frau in einem

IVF- Zyklus Eibläschen wachsen, im nächsten nicht, obwohl die gleiche Dosis Hormone gegeben wurde.

Es ist dies sozusagen ein Protest des Körpers auf zu viel inneren Druck, gleichzeitig ein Deutlichmachen der Grenzen der Medizin und deren scheinbar grenzenloser Möglichkeiten. Der Körper hat auch ein Wörtchen mitzureden und die Medizin kann nicht »schwanger machen«.

Ein Beispiel dafür, dass auch Angst vor der unbekannten Behandlung sich negativ auswirken kann:

Frau F. kommt zur Ultraschallkontrolle, ob und wie viele Eibläschen durch die Hormonvorbehandlung gewachsen sind. Zur allgemeinen Überraschung sind nahezu keine Follikel zu sehen! Im Gespräch stellt sich heraus, dass sie große Angst vor der Behandlung hat. Obwohl sie vernunftmäßig über jeden Schritt Bescheid weiß – sie hat darüber gelesen und auch im Erstgespräch eine ausführliche Information erhalten –, überwiegt doch der emotionale Aspekt. Frau F. fürchtet sich schon seit ihrer Kindheit vor Injektionen, braucht eine Weile, bis sie sich in neuen, ihr unbekannten Situationen zurechtfindet. »wer weiß, was ich nicht kenne, fürchte ich lieber!« Es wird mit ihr vereinbart, den Zyklus an dieser Stelle abzubrechen und das Ganze als Möglichkeit zu betrachten, das Team und die Umgebung kennen gelernt zu haben, um einen nächsten Zyklus dann ruhiger beginnen zu können. Ein Ultraschallkontrolltermin wird noch vereinbart, um sicherzugehen.

Und siehe da, bei der nächsten Kontrolle sind die Follikel so deutlich gewachsen, dass der Zyklus doch fortgesetzt werden kann!

Das Aussprechen der Befürchtungen, das verständnisvolle Eingehen des Teams auf die Ängste von Frau F. hat entlastend gewirkt.

Transfer der Embryonen

Die erste spürbare Erleichterung tritt meist dann ein, wenn sich tatsächlich einige Eizellen befruchtet haben. Üblicherweise werden sie bis zum fünften Tag im Inkubator gelassen und ihre Teilung beobachtet (siehe »In-vitro-Fertilisation und Embryotransfer«) bis die außerhalb des Körpers befruchteten Eizellen wieder in die Gebärmutter zurücktransferiert werden.

Ein Institut, in dem verantwortlich mit den Paaren umgegangen wird, bezieht das Paar in die Entscheidung mit ein, wie viele befruchtete Eizellen eingesetzt werden sollen. In der Regel sind es maximal drei.

An diesem Punkt ist die Entscheidung zu treffen: Will ich die größtmögliche Chance (ca. 30 %) für eine Schwangerschaft ausschöpfen – allerdings damit auch das Risiko einer Mehrlingsschwangerschaft auf mich nehmen – oder eine etwas geringere Chance haben, dafür auch ein geringeres Risiko, Zwillinge oder Drillinge zu bekommen? Setzt man drei Embryos ein und tritt eine Schwangerschaft ein, ist dies zu 23 % eine Zwillingsschwangerschaft, in vier von 100 Fällen kommt es zu Drillingen.

Ehrlicherweise muss man sagen, dass eine Drillingsschwangerschaft und Geburt häufig schwierig ist und die Kinder oftmals zu früh auf die Welt kommen. Außerdem ist ernsthaft zu überlegen, was es bedeutet, mit Drillingen zu leben.

Hier ist ein Vorfantasieren wichtig: »Stellen Sie sich vor, Sie haben zwei oder drei Embryonen eingesetzt bekommen, wie geht es Ihnen in der nächsten Zeit damit?« Durch dieses gedankliche Hineinversetzen ändern Paare oft ihre Meinung, so viel Embryonen als möglich eingesetzt zu bekommen. Die Entscheidung geht dann häufig in Richtung ein bis zwei Embryonen.

Eine vielfach geäußerte Befürchtung nach dem Transfer ist, die eben eingesetzten Eizellen könnten durch Bewegung wieder »herausfallen« oder »herausrinnen«. Manche Ärzte schüren diese Angst noch, indem sie stundenlanges Liegen verordnen oder absolute Schonung.

Ein Herausfallen wäre eine physikalische Unmöglichkeit. Die Eizelle wird in einem winzigen Tropfen in die Gebärmutterschleimhaut gelegt. Zum Zeitpunkt der Einnistung liegen die Wände der Gebärmutter dicht beieinander, ausgekleidet mit der für die Einnistung gewachsenen Schleimhaut. Die Wände berühren sich, denn erst wenn der Embryo wächst und mehr Platz braucht, entsteht auch in der Gebärmutter ein Hohlraum.

Das heißt, egal, welche Bewegungen der Körper macht, die Eizelle ist eingebettet und kann nur durch eine einsetzende Regelblutung – wenn keine Einnistung stattgefunden hat – ausgeschwemmt werden.

Wieder heißt es, sich bewusst zu machen: Im Fall einer natürlichen Befruchtung weiß die Frau zu diesem Zeitpunkt noch nichts von ihrer Schwangerschaft und lebt so wie bisher!

Das Warten
Die Zeitspanne zwischen dem Transfer und dem Schwangerschaftstest – also etwa 14–16 Tage – wird von allen Frauen (auch den Männern) als besonders belastend erlebt und geschildert.

Nach einer sehr aktiven Zeit der Behandlung, in der auch alle Zwischenschritte beobachtbar waren, folgt nun eine Zeit der Ungewissheit, des »in sich Hineinhorchens«. Hilflosigkeit, ungeduldige Spannung, das Bewusstsein, nun nicht mehr zu wissen, was im Körper vor sich geht, macht diese Phase zur schwierigsten Zeit der Behandlung.

Es gibt keine »Nachrichten« mehr vom Zustand des Embryos, Körpergefühle werden deshalb interpretiert als »gutes« oder »schlechtes« Zeichen: Brustspannen, Ziehen im Kreuz, sich aufgeschwemmt fühlen, keine Beschwerden haben usw. Die Befürchtung, etwas falsch zu machen, bestimmt oft diese zwei Wochen.

Fragen, ob man sich zu viel oder zu wenig schont, ob man sich lieber frei nehmen oder weiter arbeiten soll, verunsichern und lösen Spannung aus. Die Gedanken kreisen nur um das eine Thema: wird es diesmal klappen?

Was tun mit der Wartezeit?
Für das eigene Wohlbefinden sorgen
Der Körper funktioniert dann am besten, wenn er sich wohl fühlt. Das sieht bei jedem Menschen etwas anders aus. Ist für

den einen Bewegung der richtige Weg, ist es für den anderen Liegen und Lesen oder Bummelngehen.

Deshalb ist es wenig hilfreich, von Behandlern zu hören, wie man sich nun nach dem Transfer zu verhalten hat. Für manche Menschen ist Schonung im Sinne von Ruhen eine sehr unangenehme eher unruhig machende Angelegenheit! Also muss jeder für sich selbst herausfinden, was am besten zum allgemeinen Wohlbefinden beiträgt, und dann das auch tun.

Wichtig ist, dem eigenen Körpergefühl zu vertrauen und sich nicht zu irgendeinem Verhalten zu zwingen, das eher als unangenehm erlebt wird, nur weil dies empfohlen wurde. In manchen Instituten wird allen Frauen Ruhe und Schonung verordnet, ohne zu hinterfragen, ob dies auch tatsächlich angebracht ist.

Noch einmal: Eine Frau, die auf natürlichem Weg schwanger geworden ist, weiß zu diesem Zeitpunkt noch gar nichts davon, arbeitet, treibt Sport, hat Sex. Nach dem Transfer ist die befruchtete Eizelle dort gelandet, wo sie auch auf natürlichem Weg hingelangt wäre. Ab nun übernimmt der Körper wieder das Kommando, ohne Einflussmöglichkeiten der Medizin.

Die Gedanken nicht ausufern lassen
Gedanklichen Zwängen der folgenden Art ist vorzubeugen: »Ich denke dauernd an die Eizellen und verfolge jede Regung meines Körpers.«

Frau G. erzählt, dass sie seit dem Transfer nur noch einen einzigen Gedanken habe, der sie praktisch Tag und Nacht verfolgt: Wird es klappen? Ängstlich beobachtet sie jede Regung ihres Körpers: »Irgendwie spannt die Brust! Das wäre ein gutes Zeichen! Oder? Andererseits hatte ich heute Morgen so ein Ziehen im Kreuz, das ich immer verspüre, wenn die Menstruation einsetzt. Hoffentlich kommt die Regel nicht! Vielleicht sollte ich mich mehr hinlegen? Das habe ich letztes Mal gemacht, und es hat auch nichts genützt. Jedes Mal, wenn ich zur Toilette gehe, schaue ich besorgt, ob die Blutung schon einsetzt. Ich halte dieses Warten nicht aus!

Egal, was ich tue, immer wieder drängen sich die Gedanken auf und lassen mir keine Ruhe!«

Diese und ähnliche Gedankenspiralen machen das Warten oft unerträglich. Ratschläge, wie »denk halt nicht daran!« sind wenig praktikabel.

Sicher ist es nicht möglich, Gedanken zu verbieten, aufzutauchen – sie kommen und sind da. Es kommt aber darauf an, was ich mit den Gedanken mache: Ich kann sie festhalten, sie verfolgen, sie ausbauen, ihnen nachhängen oder aber sie zur Kenntnis nehmen, sie insofern würdigen, als ich zustimme und mir sage: »Ja diese Zeit ist sehr schwierig, aber ich kann durch das Nachdenken nichts bewirken. Das was ich tun kann ist, auf mich zu schauen, mich abzulenken und mir es so angenehm als möglich zu machen.«

Erfahrungsgemäß ist es günstig, die Behandlung in den Alltag einzubetten und wie gewohnt allen Pflichten nachzugehen, aber auch allen Vergnügungen. Da die Behandlung der Vorstellung, ein Kind zu zeugen, völlig zuwiderläuft und das Paargefühl eher auf die Probe stellt, ist es hilfreich, sich bewusst als Paar zu verwöhnen, Gemeinsames zu unternehmen und vor allem viel miteinander zu reden.

Es ist ein noch immer verbreiteter Mythos, über Ängste, Sorgen oder Ärger zu reden rege nur auf oder kränke unnötig, jedenfalls sei es schädlich und zu vermeiden.

Gerade das Gegenteil ist der Fall: Reden entlastet, reduziert Spannung, erleichtert.

Visualisieren – Gedankenreisen hilft

Wie schon gesagt, Gedanken kann man daran nicht hindern, aufzutauchen. Man muss sie aber nicht weiterverfolgen, sondern kann sie »wegdenken« in ein anderes Thema, oder man kann sie »benutzen«. Das heißt, man kann die Energie, die dazu aufgewendet würde, sich Sorgen zu machen, ängstlich in sich hineinzuhorchen, auch konstruktiv unterstützend verwenden. In der psychotherapeutischen Arbeit spricht man von der Kraft des Visualisierens. Es ist eine Technik aus der Hypnotherapie, die gerne bei psychosomatischen Störungen oder in der Traumatherapie angewendet wird. Visualisieren bedeutet, sich etwas vorzustellen, sich ein Bild zu konstruieren – ein unterstützendes positives Bild.

Für die Wartezeit während der IVF wäre dies zum Beispiel ein Bild, das die Einnistung unterstützt.

- Machen Sie sich im Kopf ein Bild von Ihrer Gebärmutter. Das muss absolut nichts mit einer anatomisch richtigen Abbildung zu tun haben. Manche stellen Sie sich eine gemütliche Höhle vor, manche ein Nest, wie auch immer – der Fantasie sind keine Grenzen gesetzt.
- Legen oder setzen Sie sich nun bequem hin, schließen Sie die Augen und stellen sich Ihr Bild intensiv vor.
- Machen Sie nun in Gedanken diese Gebärmutter warm und weich und stellen Sie sich dabei vor, wie diese kleine befruchtete Eizelle sich da hineinkuscheln kann.
- Nehmen Sie sich dafür so lange Zeit, wie dies für Sie beruhigend ist.

Für die Zeit des Follikelwachstums wären Bilder hilfreich, die den Wachstumsprozess fördern:

- Machen Sie sich im Kopf ein Bild von Ihren Eierstöcken. Wieder muss dies nicht mit den tatsächlichen anatomischen Gegebenheiten konform gehen. Beispielsweise stellte sich eine Frau ihre Eierstöcke als zwei Brombeerranken vor (sie war eine leidenschaftliche Gärtnerin), deren Früchte sie beim Reifwerden beobachtete. Täglich wurden sie ein wenig größer und bekamen Farbe.
  Das heißt, es sollte ein Bild sein, mit dem Sie sich identifizieren können, das Ihnen sympathisch und vertraut ist. Natürlich darf es auch das Bild aus dem Anatomiebuch sein. Sie müssen nur das Gefühl haben, den Vorgang des Wachstums gedanklich verfolgen zu können.

- Nehmen Sie sich nun täglich ein wenig Zeit, um sich hinzulegen oder hinzusetzen und Ihre Gedanken auf das Bild Ihrer Eierstöcke zu lenken. Schauen Sie nur »wohlwollend« zu beim Größerwerden der Follikel und drängen Sie sie nicht! (Drängen wäre wieder eher ein Spannungszustand, der in Richtung Leistung geht!)
- Beenden Sie die Übung, indem Sie Ihrem Körper sagen, dass er es schon gut machen wird.

Solche Visualisierungsübungen haben zwei Effekte:
- Erstens: eine Stressreduktion. Die Grundlage von Stress ist immer Hilflosigkeit und das Gefühl, einer Situation ausgeliefert zu sein und nicht handeln zu können. In der Phase des Wartens besteht der Stress darin, einfach untätig warten zu müssen. Die Energie der Ungeduld und Unruhe kann man nun in eine positive Energie der Vorstellungsarbeit investieren. Dies mildert das Gefühl des Ausgeliefertseins, etwas zu tun wirkt entlastend.
- Zweitens: Die Kraft der Vorstellungsarbeit ist wissenschaftlich nachweisbar. Untersuchungen haben bestätigt, dass die mentale Unterstützung des Körpers tatsächlich messbare Veränderungen mit sich bringt. In diesem Fall ist eine bessere Durchblutung der Gebärmutter zu beobachten. Die Vorstellung der Wärme entspannt und erweitert die Gefäße.

Es hat nicht geklappt

Die Regelblutung setzt ein, der Schwangerschaftstest ist negativ und es ist nun Gewissheit, dass dieser Versuch nicht zum gewünschten Ziel geführt hat. Diese Tatsache ist – obwohl man »vom Kopf her weiß«, dass die Chance nur etwa zwischen 25 % und 30 % liegt – für alle zunächst einmal sehr enttäuschend und traurig.

Es ist wichtig, in dieser Situation mit Personen des Vertrauens über die Gefühle zu reden, sich mit dem Partner auszutauschen, denn beide sind betroffen. Aber oft will der eine den anderen schonen, indem er über seine Trauer hinweggeht.

In einem patientenorientierten Behandlungsinstitut steht das Behandlungsteam nach einer »erfolglosen« IVF zum Gespräch zur Verfügung, zum einen, um Fragen durchsprechen zu können, den Verlauf nochmals zu diskutieren, aber auch, um über die emotionale Situation gemeinsam mit dem Paar zu reflektieren. In manchen Zentren wird keine Zeit für Besprechungen eingeplant, sondern nur sachlich ein neuer Behandlungstermin fixiert. Die Paare bleiben dann mit all ihren Fragen und ihrer Enttäuschung sich selbst überlassen.

Eine der häufigsten Fragen ist, wann der nächste Versuch gestartet werden kann. Prinzipiell ist keine Pause nötig und dennoch in Erwägung zu ziehen.

Die wichtigsten zu bedenkenden Aspekte sind:
- Fühlen wir uns bereits so weit? Körperlich und seelisch?
- Wie belastend hat jeder von uns die Behandlung erlebt?
- Wünschen wir uns eine Pause?
- Wann sind die äußeren Umstände wieder günstig? (beruflich, privat, familiär)

Ausschlaggebend sind sicher in erster Linie die ganz persönlichen Fragen! Dann, erst in zweiter Linie, wann das Institut Termine bereit hat.

Funktionelle Störungen während der Behandlung
Manchmal hat die Behandlung deshalb nicht geklappt oder musste abgebrochen werden, weil Follikel (Eibläschen) nicht oder unzureichend gewachsen sind, keine Befruchtung stattgefunden hat oder unerwartet die Samenqualität schlecht war. Manchmal klagen Frauen nach dem Embryotransfer über starke körperliche Beschwerden wie Kreuzschmerzen oder heftige, anhaltende Unterbauchbeschwerden. Meist stecken psychische Ursachen dahinter!

Fragen, die vielleicht weiterhelfen

Sich selbst und die/den PartnerIn betreffend:

- Fühle ich mich körperlich wohl?
- Fühle ich mich vom Partner unterstützt?
- Habe ich Angst um die Partnerschaft?
- Lässt sich die Behandlung gut in meinen Alltag einfügen?
- Habe ich ein schlechtes Gewissen meinem Arbeitgeber gegenüber, entweder weil ich immer wieder unter Vorwänden frei nehmen muss, oder er nicht begeistert wäre, wüsste er vom Kinderwunsch?
- Wie reagiert mein Umfeld (Eltern, Freunde, Verwandte)? Fragen sie dauernd, wie die Behandlung fortschreitet?
- Stehe ich momentan beruflich oder privat sehr unter Druck?
- Ist mir die Behandlungsmethode nicht recht geheuer?
- Lässt sich die Behandlung mit meiner religiösen Überzeugung nur schwer vereinbaren?

Den Arzt/das Institut betreffend:

- Fühle ich mich gut betreut? Ausreichend informiert?
- Habe ich Vertrauen zum Behandlungsteam?
- Höre ich immer wieder widersprüchliche Aussagen, die mich verunsichern?
- Wird meine Intimsphäre gewahrt?
- Ist das Ambiente nicht sympathisch?
- Muss ich lange Wartezeiten in Kauf nehmen?
- Habe ich einen langen Anreiseweg, den ich nur mit Mühe organisieren kann?

All diese Faktoren können dazu beitragen, dass der Ablauf der Behandlung irritiert wird. Es ist notwendig, diese irritierenden Einflüsse ernst zu nehmen und zu verändern.

Es hat geklappt

Der Schwangerschaftstest ist positiv, die Freude groß! Was nun von vielen Paaren als schwierig erlebt wird, ist, die Schwangerschaft als so natürlich wie jede andere zu sehen. Es war doch so eine Mühe, soviel Bangen und Hoffen nötig, jetzt muss man mit der so erkämpften Schwangerschaft besonders vorsichtig umgehen.

Frau S. und ihr Partner sind endlich am Ziel ihrer Wünsche: Nach vier Versuchen ist eine Schwangerschaft eingetreten! Beide sind glücklich. Herr S. meint, seine Frau solle sofort eine Auszeit nehmen, damit ja nichts passiere. Frau S. fragt, ob sie nun viel liegen solle, was sie arbeiten könne, ohne das wachsende Kind zu gefährden.

In einem längeren Gespräch stellt sich immer mehr heraus, wie schwer es beiden fällt, dem Körper zu vertrauen, der sie ja schon beim Schwangerwerden im Stich gelassen hat. Sie haben das Bedürfnis, ihn weiter zu unterstützen, schlagen häufige Kontrollen vor und zeigen massive Unsicherheit.

Auch Gynäkologen, die bis zur Entbindung die Betreuung übernehmen, fördern oft unbewusst diese Ängstlichkeit, indem sie häufiger als sonst Bettruhe verordnen, Progesteron verschreiben und signalisieren, dass auch sie das so »besonders« entstandene Kind »besonders« beschützen wollen.

Eine Studie (Fiegl/Kemeter, 1990) konnte diese Erfahrung belegen: Frauen während einer Schwangerschaft nach IVF nehmen häufiger an, die Schwangerschaft nicht zu Ende führen zu können, und zeigen mehr Angst um das Kind während der Geburt. Sie gehen öfter zum Arzt und erleben häufiger als andere Frauen die Veränderungen, die im Körper während einer Schwangerschaft auftreten, als bedrohlich und krankhaft. Warum? Sie haben das Körpervertrauen verloren, weil sie das lange Nicht-Schwangerwerden als Versagen des Körpers interpretiert haben, ihn sozusagen als inkompetent, was Fruchtbarkeit anbelangt, erlebt haben.

Diese Zweifel an der Funktionstüchtigkeit des Körpers haben die meisten Paare schon während des Kinderwunsches so lange begleitet, dass es gar nicht leicht ist, sie wieder loszuwerden.

Es ist daher sehr wichtig, sich zur geburtshilflichen Begleitung einen Arzt, eine Ärztin zu suchen, die/der in der Lage ist, als Gesprächspartner zur Verfügung zu stehen, zu stützen, Zweifel, Ängste und Sorgen wahrzunehmen und ernsthaft darauf einzugehen, als Person Sicherheit gibt und manche Beschwerden als normale Begleiterscheinungen jeder Schwangerschaft bestätigt.

Viele Paare kommen nach einiger Zeit mit der Frage, ob sie eine Schwangerschaftsuntersuchung (Pränataldiagnostik) machen lassen sollen. Auf der einen Seite steht die Sorge um das Risiko eines genetischen Defekts (vor allem Trisomie 21), auf der anderen Seite steht die Angst, das Kind dadurch zu gefährden, weil ja das Abortrisiko nach einer Fruchtwasseruntersuchung zunimmt.

Pränataldiagnostik

Dies ist sicher ein Thema, das mit allen Vor- und Nachteilen diskutiert und überlegt werden muss.

Es geht in der Beratung vor Pränataldiagnostik keineswegs darum, den zukünftigen Eltern Angst zu machen oder sie vor der Diagnosestellung zu verunsichern, sondern es soll in einem ein Gespräch die Möglichkeit gegeben werden, unrealistische Vorstellungen über Diagnosemöglichkeiten zu korrigieren. Nur mit guter Information ist eine Entscheidung für oder gegen die Untersuchungen möglich, vor allem aber ist es nötig, sich genau zu überlegen, welche ganz persönlichen Konsequenzen ein positiver Befund mit sich brächte.

Ziel einer guten Beratung soll sein:
- die Vorstellungen des Paares zu klären,
- Informationen über verschiedene pränataldiagnostische Methoden zu geben, Unsicherheiten zu besprechen, Aussagekraft der Tests und Konsequenzen zu thematisieren (z.B.: Nackenfaltendichte plus Triple-Test, Amniozentese, Chorionzottenbiopsie),
- die wichtige Frage »Was wäre, wenn?« zu besprechen,

- zu klären, ob beide Partner einig sind, was die Durchführung und die Konsequenzen betrifft.

Die Entscheidungsfindung des Paares soll unterstützt werden; dazu ist es Voraussetzung, Vorstellungen, Wünsche und Ängste zu reflektieren.

Schwangerschaft ist immer ein neuer Lebensabschnitt, etwas Neues kommt auf das Paar zu, man hat noch keine bewährte Handlungsroutine – daher ist jede Schwangerschaft natürlicherweise auch begleitet von Ängsten und Verunsicherung.

Oft wird versucht, Ängste und »allgemeine Verunsicherung« durch medizinische Diagnoseverfahren zu bekämpfen – ohne nach den dahinterliegenden Ursachen zu fragen.

Beruhigung ist aber nur ein Aspekt! Man muss sich ehrlicherweise auch auf den Fall einlassen, dass alles anders ausgehen könnte – daher müssen Konsequenzen vorher überlegt werden.

Die psychische Leistung, die in der Phase vor der Diagnosestellung von den Betroffenen abverlangt wird, ist, Risikoabwägungen treffen zu müssen, Spannung und Angst ertragen zu können und damit umzugehen.

Paare müssen sich somit entscheiden, ob sie die angebotene Untersuchung machen wollen oder die Ungewissheit in Kauf nehmen wollen und das Kind nehmen wie es ist.

Dies alles in einer Situation, in der die Zukunft bereits auf das Kind ausgerichtet ist, in der sich das Paar mit Veränderungen, die das Kind mit sich bringen wird, auseinander setzt (körperlich, Wohnsituation, Arbeitssituation, Familienleben …).

Zwischen dem Vorgespräch und dem Diagnoseverfahren sollten einige Tage liegen, damit die Information verarbeitet und überdacht werden, und ein Entschluss gefasst werden kann.

Eine wichtige Bedeutung kommt auch dem Zeitpunkt der Diagnosestellung zu. Es ist ein enormer Unterschied in der psychischen Belastung, ob es sich um eine Chorionzottenbiopsie im ersten Schwangerschaftsdrittel (Trimenon) handelt – hier kann die Schwangerschaft mittels Saugkürettage unterbrochen werden – oder um eine Amniozentese im zweiten Schwanger-schaftsdrittel (Trimenon), was bei Unterbrechung das Einleiten einer Fehlgeburt bedeutet, das heißt, dass der gesamte Geburts-vorgang miterlebt wird.

Es muss ebenfalls die andere psychische Ausgangssituation auf der Beziehungsebene zum Kind beachtet werden. Im zwei-ten Trimenon ist bereits eine intensivere Beziehungsaufnahme zum Kind erfolgt als im ersten Schwangerschaftsdrittel. Die Schwangere hat vielleicht bereits Kindesbewegungen wahrge-nommen. Bei einem Abbruch erlebt sie eine Geburt, bei der das Kind keinerlei Überlebenschance hat. Das bedeutet eine enorme emotionale Belastung.

Die überwiegende Mehrheit der Personen, die sich der Präna-taldiagnostik unterzieht, wird erfahren, dass keine Erkrankung oder Beeinträchtigung besteht.

Manchmal ergibt sich aber ein Verdachtshinweis (nach Triple-Test oder Ultraschall), der weitere Untersuchungen nach sich zieht (eine Amniozentese). Oft wird die Tragweite der Ver-fahren erst jetzt bewusst! Es bedeutet 1–3 Wochen Wartezeit, bei mehreren Untersuchungen länger (manchmal sind Wieder-holungen nötig). In dieser Zeit wird deutlich die emotionale Bindung zum Kind bewusst! Wenn Überlegungen der Konse-quenzen vorangegangen sind, kann die Pränataldiagnostik sicher zur Beruhigung beitragen.

Automatisch verordnete Screenings (Untersuchungen), wie dies heute häufig gehandhabt wird, bedeuten ein Nicht-ernst-Nehmen, Verniedlichen und Verharmlosen der Diagnostik und deren möglicher Konsequenzen. Es gehört zu einer verantwort-lichen Handhabung der diagnostischen Möglichkeiten, auch deren Grenzen der Aussagekraft zu besprechen.

Methoden der Pränataldiagnostik

Ultraschalluntersuchung
Möglichkeiten der Ultraschalluntersuchung
Die Ultraschalluntersuchung erteilt Auskunft über Folgendes:
- Lage und Wachstumszustand des Kindes
- Lage der Plazenta
- Herzaktionen
- Ausbildungen der einzelnen Organe
- Fruchtwassermenge
- Hinweise auf Trisomie 21 durch die Messung der Nackenfalte

Grenzen der Ultraschalluntersuchung
Nicht sichtbar gemacht werden können Krankheiten, die nicht mit einer äußerlich wahrnehmbaren Veränderung einhergehen, also die äußere Struktur des Kindes nicht verändern.

Triple-Test
Zwischen der 16. und 21. Schwangerschaftswoche wird Blut abgenommen. Hieraus werden drei Substanzen ermittelt, die mit dem Alter, dem Gewicht der Frau und der Anzahl der Schwangerschaftswochen in Beziehung gesetzt werden und in einer anschließenden Wahrscheinlichkeitsrechnung miteinander verrechnet werden. Das Ergebnis zeigt den Risikofaktor für Trisomie 21 (Down-Syndrom, Mongolismus) an.

Aussagefähigkeit des Tests
Der Test gibt Auskunft darüber, ob ein erhöhtes Risiko besteht, dass das Kind an Trisomie 21 oder an einer Spina bifida (offenes Neuralrohr – die Wirbelsäule ist nicht richtig geschlossen) leidet.
   Auf den Befund muss man ein bis zwei Wochen warten.

Grenzen des Tests
Der Test gibt nur ein erhöhtes Risiko an, gibt aber keine genaue Diagnose. Weitere Untersuchungen (Fruchtwasserunter-

suchung) bei erhöhtem Risiko folgen meist nach. Erhöhtes Risiko bedeutet noch nicht, dass tatsächlich eine Diagnose vorliegt.

Fruchtwasseruntersuchung (Amniozentese)

Die Untersuchung wird zwischen der 14. und 18. Schwangerschaftswoche durchgeführt.

Dazu wird durch die Bauchdecke mittels einer Hohlnadel etwas Fruchtwasser entnommen und untersucht. Da das Fruchtwasser Zellen des Embryos enthält, kann eine Chromosomenuntersuchung Aussagen über das Kind treffen.

Auf den Befund muss man 2–3 Wochen warten.

Aussagekraft der Untersuchung
Die Untersuchung liefert Erkenntnisse über
- Chromosomenabweichungen,
- Neuralrohrdefekte,
- Muskelerkrankungen,
- Stoffwechselerkrankungen,
- das Geschlecht.

Risiken der Untersuchung
- Ca. 1 %-iges Risiko, eine Fehlgeburt auszulösen
- Auslösen von Wehen oder Blutungen
- Psychische Belastung während der Wartezeit auf den Befund
- Bei Vorliegen eines positiven Ergebnisses muss bei einem gewünschten Abbruch der Schwangerschaft eine Geburt eingeleitet werden.

Chorionzottenbiopsie

Die Untersuchung findet zwischen der 10. und 13. Schwangerschaftswoche statt. Entweder mittels einer Nadel durch die Bauchdecke oder mittels Katheter vaginal erfolgt die Entnahme einer Gewebsprobe aus den Chorionzotten (das ist der kindliche Anteil der Plazenta). Da der Eingriff früher als die Amniozentese stattfindet, ist im Falle einer Schwangerschaftsunterbrechung die

Absaugmethode möglich. Die psychische Belastung ist etwas geringer.

Das Ergebnis der Untersuchung liegt etwa nach 1–3 Tagen vor.

Aussagekraft der Untersuchung
Die Chorionzottenbiopsie liefert Erkenntnisse über
* Chromosomenabweichungen,
* Stoffwechselerkrankungen,
* Muskelerkrankungen.

Risiken der Untersuchung
* Ca 1 %-iges Risiko, eine Fehlgeburt auszulösen
* Fehldiagnosen möglich
* Schmerzen und Blutungen nach dem Eingriff

Die Ursachen der Unfruchtbarkeit liegen beim Mann

In-vitro-Fertilisation (IVF) und Intra-Cytoplasmatische Sperma-Injektion (ICSI)

Ist die Samenqualität herabgesetzt, hat sich diese Methode bewährt. Sie stellt eine Kombination zwischen IVF (siehe oben) und der Injektion eines einzelnen Spermiums in die Eizelle dar. Mit einer hauchdünnen Glaspipette wird ein Spermium unter dem Mikroskop mit einem Mikromanipulator (das ist eine Lenkvorrichtung für winzigste Bewegungen) direkt durch die Eihülle in die Eizelle gestochen. Dadurch wird die Befruchtungswahrscheinlichkeit deutlich erhöht.

Heterologe Insemination (Samenspende)

Diese Methode ist dann eine Möglichkeit, wenn im Ejakulat des Mannes keine Samen zu finden sind und auch keine Zeugung erwartet werden kann. In diesem Fall muss das Paar bereit sein, der Zeugung durch den Samen eines Dritten zuzustimmen.

In Deutschland ist die Insemination mit dem Samen eines

anonymen Spenders gesetzlich nicht geregelt, es gelten die Richtlinien der Deutschen Bundesärztekammer zur Durchführung der assistierten Reproduktion, die dafür eine Kommission eingerichtet hat. Heterologe Insemination auch bei In-vitro-Fertilisation ist in Deutschland bei zustimmendem Votum dieser Kommission zulässig, in Österreich ist die Verwendung fremden Samens bei In-vitro-Fertilisation und ICSI per Gesetz untersagt.

In Österreich die Samenspende durch das Fortpflanzungsmedizingesetz folgendermaßen geregelt:

- Sie darf nur in einer dafür zugelassenen Krankenanstalt durchgeführt werden.
- Es muss bei einem Gericht oder Notar schriftlich die Einwilligung des Paares festgehalten werden und eine entsprechende Rechtsberatung erfolgen.
- Ein Samenspender darf seinen Samen nur einem einzigen Institut und das auch nur für höchstens drei Ehen oder Lebensgemeinschaften.
- Der Spender ist sehr genau zu untersuchen.
- Ist das Kind 14 Jahre alt, hat es prinzipiell das Recht, Einsicht in die Aufzeichnungen über den Samenspender zu erhalten.

In Deutschland und in Österreich darf nur Sperma verwendet werden, das mindestens sechs Monate eingefroren war. Nur wenn in diesem Zeitraum die Untersuchungen des Spenders negative Ergebnisse im Hinblick auf HIV und andere Viruserkrankungen ergeben, darf sein Samen verwendet werden.

Der Vorgang
Der Samenspender wird zunächst gründlich auf übertragbare Krankheiten überprüft, seine Familienanamnese gründlich erhoben (ob in der Familie je Behinderungen, körperliche oder geistige Erkrankungen aufgetreten sind), selbstverständlich auch auf AIDS. Deshalb wird die Samenprobe auf HI-Viren überprüft,

und danach für sechs Monate eingefroren. Nach sechs Monaten muss der Spender eine neuerliche Samenprobe abgeben. Nur wenn auch diesmal der HIV-Test negativ ist (also keine HIV-Infektion vorliegt), darf der vor sechs Monaten eingefrorene Samen verwendet werden. (Damit ist eine Inkubationszeit miteingerechnet.)

Der Vorgang selbst gestaltet sich sehr einfach: Die Frau ermittelt durch einen Harntest aus der Apotheke den Tag des Eisprunges. An diesem Tag wird dann mit einem dünnen Katheter (schmerzlos) der Samen in die Gebärmutterhöhle der Frau eingebracht.

Nach dem Eingriff kann die Frau nach Hause gehen und muss zwei Wochen warten, ob eine Schwangerschaft eingetreten ist.

Insgesamt gesehen, sind die Chancen bei der heterologen Insemination höher als bei der In-vitro-Fertilisation. Kommen mit der IVF etwa 28 % der Frauen zu einem Kind, sind es mit der HI etwa 50 %. Trotzdem kommen 50 % zu keinem Kind.

Wer sind die Spender?
Es ist Vertrauen nötig, das der jeweiligen Klinik entgegengebracht werden muss. Ein gutes Institut gibt ausführlich Auskunft darüber, wie die Spender ausgesucht werden. Die Spender bleiben dem Paar gegenüber anonym. Auch der Spender erfährt nicht, ob sein Samen verwendet wurde und ob daraus ein Kind entstanden ist. Er muss allerdings einwilligen, einem aus seinem Samen entstandenen Kind die Gelegenheit zu geben, ihn kennen zu lernen. Es ergeben sich aber für ihn daraus weder Rechte noch Pflichten.

Die Diagnose »zeugungsunfähig« (infertil)

Die Diagnose, nicht zeugungsfähig zu sein, trifft die Männer meist wie ein Blitz aus heiterem Himmel und löst zunächst Hilflosigkeit und Betroffenheit aus. Oft wird die Diagnose kurz und bündig mitgeteilt, zwischen Tür und Angel. Die Reaktionen darauf fallen individuell sehr unterschiedlich aus: von sehr vernunftgesteuerten Gedanken über ein eben nicht änderbares Schicksal bis hin zum depressiven Sich-Zurückziehen.

Vielfach trifft es die Männer schmerzhaft in ihrer Männlichkeit, die meist mit der Tatsache, ein Kind zeugen zu können, gleich gesetzt wird. Landläufig wird auch gedanklich Potenz mit Fruchtbarkeit verbunden, weshalb nicht selten sexueller Rückzug als Folge der Diagnose zu beobachten ist.

Markus K. und seine Freundin Anne leben seit vier Jahren zusammen. Eigentlich steht einem Kind nichts im Wege, doch seit über einem Jahr klappt es nicht. Annes Gynäkologe rät ihr, zuerst bei Markus eine Untersuchung durchführen zu lassen, weil dies zunächst der einfachste Weg sei.

Die Diagnose beim Urologen ist niederschmetternd: keine Spermien zu finden! – Azoospermie. Wie erschlagen hört Markus zwar die Worte, aber irgendwie wollen sie nicht so recht in sein Bewusstsein vordringen. Den schriftlichen Befund in der Tasche, überlegt er sich, wie er dies Anne beibringen soll. Sie wünscht sich so sehr ein Kind. Ohne dieses sei eine Partnerschaft nicht vollkommen.

Was hatte der Arzt gefragt? Mumps? Markus erinnert sich nach und nach, dass er als Kind an Mumps erkrankt war und sehr hohes Fieber hatte. Das soll der Grund für die Zeugungsunfähigkeit sein. Wenn Anne nun einen anderen Partner will?

Das Gespräch mit ihr ist teils erleichternd, teils traurig. Auch sie ist wie vor den Kopf gestoßen. Mit allem hatte sie gerechnet, nur damit nicht. Das Schlimmste daran ist, dass es keine Behandlungsmöglichkeit gibt. Es bleibt nur entweder kinderlos bleiben, Adoption oder Samenspende.

In den nächsten Wochen herrscht gedrückte Stimmung. Markus spricht nicht viel, weicht Anne eher aus. Er trifft sich auch nicht mehr einmal die Woche mit seinen Freunden zum Rad fahren. Was Anne am meisten trifft ist, dass er keine Lust auf Sex hat. Als es deswegen einmal zu einer heftigen Auseinandersetzung kommt, bricht seine ganze Verbitterung aus ihm heraus. »Wozu soll ich denn mit dir schlafen? Hat ja eh keinen Sinn!«

Diese Reaktion ist – als unmittelbare Trauer, Wut und Enttäuschung – kurzfristig völlig normal. Alle Pläne und Vorstellungen stehen auf einmal Kopf, das Bild, das man von sich selbst hat, ist plötzlich fremd geworden. Worte wie »Schuld« tauchen möglicherweise in den Gedanken auf: »Ich bin ‚schuld', dass wir kein Kind kriegen.«

Das Allerwichtigste ist, miteinander darüber zu reden! Männern fällt es häufig schwerer als Frauen, über Gefühle zu sprechen. Trotzdem: im Kopf kreisen alle möglichen Gedanken, Befürchtungen, Kränkungen, die nicht unbedingt der Realität entsprechen und manchmal durch das Gespräch mit dem anderen aufgelöst werden können.

Die Vorstellung, an der Markus fast trotzig festhält, ist die, nun »wertlos« zu sein und deshalb auch sexuell unattraktiv. Er ist sich und seinem Körper böse, nimmt sich etwas sonst sehr Angenehmes sozusagen weg. Dahinter steckt natürlich die Frage »mag mich Anne noch? Bin ich als Mann für sie noch interessant?«

Wichtig, dass die beiden es schaffen, durch Gespräche die Paarbeziehung wieder zurechtzurücken, vom Kinderwunsch zu trennen und sich daran zu erinnern, warum sie vor Jahren beschlossen haben, zusammen zu bleiben.

Wenn man in einer depressiven Stimmung ist, fehlt die Lust auf Sexualität – das ist auch normal. Die beiden müssen sich nach und nach wieder bewusst werden, dass das sexuelle Empfinden von der Zeugungsfähigkeit völlig unabhängig ist. Aber dadurch, dass Lustempfinden im Kopf entsteht, ist es natürlich notwendig, dass Markus sich nicht mehr verachtet oder als »halben Mann« betrachtet, denn solche Gedanken blockieren.

Wie wird der eigene Selbstwert definiert? Nur über Männlichkeit oder ein gezeugtes Kind? Welche andere Lebensbereiche füllen mich aus, bereiten mir Freude und Zufriedenheit? In welchen anderen Bereichen kann ich Anerkennung und Erfolg bekommen?

Das heißt, es gilt Schritt für Schritt wieder die gesamte Lebenssituation zu betrachten und in die Beurteilung mit einzubeziehen und nicht nur den begrenzten Aspekt Fruchtbarkeit. Es ist *eine* Lebensmöglichkeit, die nicht ausgeschöpft werden kann –

das ist sicher traurig und enttäuschend – ein Abschied von einer Vorstellung, der geleistet werden muss. In der Psychotherapie spricht man von »Trauerarbeit«. Ist sie geleistet, erkennbar daran, dass man sich wieder anderen Gedanken zuwenden kann, sind weitere Zukunftsentscheidungen Kinder betreffend erst möglich.

Es ist besonders wichtig für das weitere Zusammenleben, auch wenn bereits Kinder da sind, welches Selbstbild der Mann von sich – trotz der Diagnose: infertil – entwickelt hat:

Herr F. und seine Frau kommen nach langem Überlegen zu dem Schluss, eine Samenspende durchführen zu lassen. Sie hatten das Gefühl, genug darüber gesprochen zu haben, für Herrn F. schien dies kein besonderes Problem darzustellen. Das Paar wusste, beide wollen Kinder, also ist dies der einzige Weg, den sie sich vorstellen konnten. Innerhalb von vier Jahren entstanden auf diesem Weg zwei Kinder. Das Paar war glücklich.

Nach etwa drei weiteren Jahren suchte das Paar eine Sexualberatungsstelle auf, weil Frau F. immer seltener Lust auf Sex hatte und dies ihren Partner sehr verunsicherte.

Nach und nach stellte sich heraus, dass Frau F. ihren Partner anders als früher erlebte. Er war immer sehr bestimmt, hatte seine Meinung verteidigt, legte Wert auf eigene Aktivitäten. Seit dem Kinderwunsch sei er sanfter, nachgiebig, trachte viel mit seiner Frau zusammen zu sein, habe kaum eigenständige Wünsche. Frau F. spürte immer häufiger heftige Aggressionen gegen ihren Mann, suchte ihn durch Streitereien aus der Reserve zu locken, was meist misslang. Er zog sich so lange zurück, bis sie aufhörte »zu spinnen«, dann war alles wieder eitel Wonne.

Nach einigen Gesprächen über das Thema Kinderwunsch gab er zu, dass die Tatsache, infertil zu sein, doch mehr an ihm nagte, als er zugeben wollte. Er habe das Gefühl, quasi nicht mehr »das Recht« zu haben, auf Dingen zu beharren, oder auf sein Eigenleben zu bestehen, da seine Frau ja seinetwegen diese Behandlung machen musste, die ihr nicht angenehm war.

Diese Schuldgefühle bestimmten sein Verhalten seiner Frau gegenüber und machten ihn für sie unattraktiv.

Die Entscheidung für eine heterologe Insemination ist nicht leicht zu treffen

Einer Samenspende zuzustimmen, bedeutet für den Mann, sich damit abgefunden zu haben, kein leibliches Kind zeugen zu können. Es bedeutet gleichzeitig ein gewisses Gefühl des Ausgeschlossenseins und setzt großes Vertrauen in die Partnerin voraus. Fühlt sich der Mann schon bei der IVF aus dem Zeugungsakt ausgeschlossen, so erst recht, wenn auch der Samen von einem anderen Mann stammt.

Für die Frau heißt es, den Samen eines Mannes anzunehmen, den sie nicht kennt – was jenseits ihrer Vorstellungen von einem »Kind von dem Mann, den ich liebe« liegt. Für beide bedeutet es auch, ein Stück Intimität aufzugeben, und einen Dritten, den Arzt, mit einzubeziehen.

Es ist eine psychische Leistung von einem Mann, den Samen eines anderen zu akzeptieren, und eine psychische Leistung einer Frau, sich auf etwas Unbekanntes einzulassen. Grundsätzlich lässt man sich ja bei jeder Schwangerschaft auf etwas Unbekanntes ein, aber die Vorstellung, dass sich Eigenschaften, äußere Merkmale, Talente beider Elternteile im Kind vermischen, hilft und ermutigt, auch wenn prinzipiell klar ist, dass auch ein Ururgroßvater »durchschlagen« könnte.

Im Fall der Samenspende, erschwert das Wissen, dass ein Teil eben gänzlich fremd ist.

Die Entscheidung zu einer Samenspende erfordert Zeit, viel persönliche Stärke, Vertrauen der Partner zueinander und ein gehöriges Maß an Zuneigung.

Was bewegt Paare zu so einer schwer wiegenden Entscheidung?

Die häufigsten Gründe:

- die Möglichkeit für die Frau (auch für den Mann), die Schwangerschaft und Geburt bewusst mitzuerleben,
- während der Schwangerschaft eine Vorbereitungsphase zu

haben, anders als bei der Adoption, wo das Kind von einem Tag auf den anderen in die Familie kommt,

- das Kind ist wenigstens zur Hälfte ein leibliches Kind.

Dass es trotz alledem nicht so leicht ist, mit der Entscheidung umzugehen, zeigt eine Studie, die Paare danach fragte, wie die Behandlung in Erinnerung blieb. Interessanterweise stellte sich heraus, dass bei Paaren mit Samenspende die Behandlung in signifikant schlechterer Erinnerung blieb als bei Paaren, die sich einer IVF unterzogen. Obwohl beide Behandlungen, was den Aufwand betrifft, bei weitem nicht vergleichbar sind, scheint der emotionale Aufwand, dessen es bei der Samenspende bedarf, ungleich höher zu sein.

Ein Beitrag im *Journal of Obstetrics and Gynaecology* geht der Frage nach, wie die Paare sind, die sich für eine heterologe Insemination entscheiden (Edelmann, 1991). Ein Querschnitt verschiedener Studien ergibt folgendes Bild: Frauen, die in Übereinstimmung mit ihrem Partner die Entscheidung getroffen haben und der Behandlung positiv gegenüber standen, zeigten sich als kontrolliert und überlegt. Es ließen sich keine Anzeichen finden, dass sich diese Paare von anderen mit Kinderwunsch unterscheiden.

Biologische versus soziale Elternschaft

Es ist ein menschliches Bedürfnis, sich fortzupflanzen, und von der Natur vorgesehen, seine Gene weiterzugeben. Doch wie viel ist tatsächlich vererbt, wie viel sozial erworben?

Die Forschung auf dem Gebiet der Humangenetik schreitet äußerst schnell voran. Vor allem die Medizin erhofft sich Antworten auf Fragen, warum manche Krankheiten entstehen, ob und wie sie vererbt werden, was für Behandlungsmöglichkeiten sich daraus ergeben könnten.

Noch schwieriger wird es, wenn man sich fragt, ob Verhalten, Persönlichkeitsmerkmale, Eigenschaften vererbt werden können. Historisch betrachtet, beschäftigte diese Frage seit jeher die

Philosophie, die Psychologie und die Naturwissenschaften. Zum Teil wurden sehr extreme Standpunkte vertreten: von »alles ist grundsätzlich vererbt, die Unterschiede zwischen den Menschen liegen also in den Keimzellen« bis »ein Kind wird als ›tabula rasa‹ (leere Tafel) geboren und man kann alles aus ihm machen«.

Die Wahrheit liegt wie so oft dazwischen. Es ist unsinnig, den biologischen und den durch die Umwelt erworbenen Anteil isoliert zu betrachten. Vererbung beinhaltet die Gesamtheit aller biologisch übertragener Faktoren, die die Struktur des Körpers beeinflussen. Die Umwelt umfasst die Gesamtheit aller Umstände, die dazu beitragen, Verhalten zu aktivieren oder zu modifizieren. Beide sind notwendig, wenn eine Entwicklung stattfinden soll.

Äußere Merkmale wie Haar- und Augenfarbe, Gestalt, Knochenbau, Gesichtszüge werden genetisch weitergegeben. Zudem ergaben Untersuchungen, dass Unterschiede im Aktivitätsniveau von Kindern mit hoher Wahrscheinlichkeit auf genetische Determiniertheit zurückzuführen sind. Damit ist gemeint, dass Kinder unterschiedlich auf Reize reagieren – die einen eher ruhig, die anderen eher aktiv.

Diese biologischen Gegebenheiten in kombiniertem Zusammenwirken mit unseren erlebten Ereignissen machen uns letztlich zu dem, was wir sind.

Das bedeutet, dass ich als Elternteil, indem ich eine möglichst optimale Umwelt schaffe, alles das, was in dem kleinen Individuum vorhanden ist, fördern kann.

Wie ich bin, wie ich mich anderen gegenüber verhalte, Gewohnheiten und Schwächen, Liebes- und Arbeitsfähigkeit, Bindungsfähigkeit, all das wird erworben im Zusammenleben mit anderen, im Zusammenspiel mit körperlichen Gegebenheiten.

Das, was wir Kindern vorleben, hat viel Gewicht für deren Entwicklung. Wie ich das Kind behandle, sein Vertrauen stütze, es fördere, achte, auf seine Bedürfnisse Rücksicht nehme, prägt für das weitere Leben, macht aus ihm einen selbstbewussten, mit sozialen und intellektuellen Fähigkeiten ausgestatteten Menschen.

Darum sind Auswüchse von Instituten, die leider Geschäftemacherei betreiben, geradezu lächerlich bzw. abstoßend: Samenbanken, in denen man sich Spender nach Herkunft, Intelligenz o. Ä. aussuchen kann – Nobelpreisträgersamen oder Künstlersamen. Nebenbei bemerkt: Wenn es so einfach wäre: Viel Spaß, wenn man bedenkt, wie schwierig und schlecht Einstein in der Schule war, bis er dann im Alter den Nobelpreis erhielt.

Was ist für ein Kind wirklich wichtig?

Aus psychotherapeutischer Sicht ist die Entwicklung des Selbst, der Identität, der Persönlichkeit ein Prozess, der sich vor allem aus der Kommunikation zwischen Kind und seiner Umwelt ergibt und über Jahre entwickelt. Das Wichtigste und Stärkendste in der Lebenserfahrung eines Kindes ist es, gehört zu werden, akzeptiert, wahrgenommen und beantwortet zu werden.

Auch wenn das Kind aus einer Samenspende entstanden ist: der Mann, der sich dieses Kind gewünscht hat, die Schwangerschaft seiner Partnerin begleitet hat, das Kind in Empfang nimmt und seinen Lebensweg begleitet, ist sein Vater. Es ist unerheblich, wo der Samen herkommt – wichtig ist, sich als Vater zu fühlen, sich als solcher wahrzunehmen und zu verhalten!

Verlässlichkeit im Umgang, liebevolles Begleiten der Entwicklung, Vermittlung emotionaler Sicherheit schafft Bindung.

Zentrale Voraussetzung, das Leben auch in schwierigen Situationen zu meistern, ist Vertrauen. Vertrauen in seinen eigenen Wert, seine Leistung und seine Fähigkeiten. Aber auch, Vertrauen zu anderen Menschen aufbauen zu können. Erzeugt wird diese Voraussetzung in der Stabilität früher Beziehungen zu Mutter, Vater und anderen Bezugspersonen.

Wenn Eltern in der Lage sind, solche Bedingungen für ein Kind herzustellen, relativiert sich die Wichtigkeit biologischer

Herkunft, und die Frage ergibt sich, ob die Geheimniskrämerei nicht unerheblich ist, sondern eher der Angst entspringt, die Zuneigung des Kindes an den anonymen Spender verlieren zu können oder in der Umwelt wegen der Zeugungsunfähigkeit entwertet zu werden.

Fragen zum Thema Samenspende
Wie lange kennen wir die Diagnose, wie haben wir sie verarbeitet?
Unmittelbar nach Diagnosestellung ist es nicht ratsam, eine so schwer wiegende Entscheidung zu treffen. Häufig schlagen Urologen unmittelbar bei der Mitteilung des Befundes bereits vor, eine Samenspende vornehmen zu lassen, meist um die Enttäuschung des Paares zu mindern. Es ist aber, wie schon oben dargestellt, Zeit zum emotionalen Verarbeiten notwendig. Die Enttäuschung, die Wut, die Kränkung muss spürbar geringer geworden sein, die depressive Stimmung wieder abgeklungen und die Freude an der Sexualität wieder hergestellt sein.

Zur gelungenen Verarbeitung gehört auch, das Thema nicht gefühlsmäßig vermeiden zu müssen, sondern darüber reden und in all seinen Facetten diskutieren zu können.

Zeit benötigt auch das gründliche Überlegen wichtiger Konsequenzen der Entscheidung.

Fragen zur unmittelbaren Situation:
Wer außer uns weiß von der Diagnose? Würden wir jemandem davon erzählen?
Die allermeisten Paare hüten die Diagnose als ihr beider Geheimnis und würden es weder Eltern noch guten Freunden erzählen. Es ist ja auch durchaus legitim, intime Themen für sich behalten zu wollen. Es scheint dennoch so, als läge hinter dem Bedürfnis zu schweigen aber auch Scham. Darüber, den Samen eines fremden Mannes zu akzeptieren – trotz allem medizinischen Setting in der Fantasie vielleicht doch ein wenig mit »Fremdgehen« verbunden, darüber, als Mann nicht die Kraft zu haben, ein Kind zu zeugen – etwas zutiefst Archaisches (was

muss ein Mann in seinem Leben tun: ein Haus bauen, einen Baum pflanzen und ein Kind zeugen).

Der Eindruck drängt sich auf, durch das Geheimnis soll auch die Männlichkeit des Partners im Blick der anderen gewahrt bleiben: Frauen nehmen lieber auf sich, dass die Umwelt meint, ihretwegen käme es zu keiner Schwangerschaft, als dass die Wahrheit bekannt wird.

Es gibt nicht viele Studien zu diesem Thema, doch in einer der wenigen wurden Paare, die über die Diagnose anderen Menschen erzählt haben, mit jenen verglichen, die dies als Geheimnis für sich behielten. Paare, die Mitwisser hatten, gaben an, es als erleichternd zu empfinden, nicht immer nur mit dem eigenen Partner über das Thema sprechen zu können. Manchmal seien Sichtweisen von außenstehenden Menschen hilfreich.

Die Entscheidung, über die Samenspende auch mit anderen Personen zu sprechen, ist eine ganz persönliche, bei der es kein »Richtig« oder »Falsch« gibt.

Es lohnt sich aber, zu überlegen, was genau – Befürchtungen oder Schamgefühle – hinter dem Bedürfnis der Geheimhaltung stecken.

Ist es vorstellbar, auch in Zukunft darüber reden zu können, oder wird es als »wunder Punkt« lieber vermieden werden?
Wird die Samenspende als wunder Punkt empfunden, den man am liebsten vergessen würde, jedenfalls das Reden darüber eher vermeidet, dann ist tatsächlich noch eine nicht verheilte »Wunde« da, die offensichtlich noch Zeit und darüber Sprechen braucht.

Fragen, die das Zusammenleben mit dem zukünftigen Kind betreffen:
Würden wir unserem Kind erzählen, wie es entstanden ist?
Im österreichischen Fortpflanzungsmedizingesetz ist geregelt, dass das Kind ab seinem 14. Lebensjahr prinzipiell das Recht hat, über das Gericht, Einblick in die Krankengeschichte zu nehmen

und Angaben über den Samenspender zu erhalten, in Deutschland besteht keine entsprechende gesetzliche Regelung.

Einschränkend muss man dazu sagen: wenn das Kind je erfährt, aus einer Samenspende entstanden zu sein. Das heißt, es bleibt jedem Paar überlassen, ob es dem Kind darüber erzählen wird oder nicht.

Auch in diesem Punkt gibt es kein »richtig« oder »falsch«. Aber auch hier ist es wichtig, die Hintergründe seiner Entscheidung zu reflektieren:

- Ich will nicht, dass unser Kind erfährt, dass es von einem Mann abstammt, den wir nicht einmal kannten.
- Unser Kind soll seinen Vater als Mann mit allen Fähigkeiten sehen.
- Wir fürchten, das Kind zu verlieren, wenn es seinen richtigen Vater kennen lernt.
- Wir fürchten, das Kind verliert das Interesse an seinem »sozialen« Vater.
- Es soll niemand wissen, sonst ist das Kind womöglich der Neugier oder dem Spott der Leute ausgesetzt.
- Das Kind würde uns vielleicht nicht mehr achten.
- Vielleicht würde das Kind unsere Entscheidung nicht verstehen und böse auf uns sein.

Eine andere Betrachtungsweise könnte aber auch lauten:

»So sehr haben wir uns ein Kind gewünscht, dass wir sogar diese Entscheidung getroffen haben!« Nicht alle Kinder können so sicher davon ausgehen, so sehr willkommen gewesen zu sein!

Gibt es Erfahrungen aus der Literatur zu diesem Thema?

Eine australische Studie an 50 Paaren 2–4 Jahre nach erfolgreicher heterologer Insemination berichtet, dass 68 % ihrem Kind sicher nichts über die Behandlung erzählen wollen, 18 % waren unentschlossen, 14 % wollten es dem Kind sagen.

In einer vergleichbaren skandinavischen Studie zeigte sich ein Paar von 92 bereit, dem Kind von der Behandlung zu erzählen, in einer französischen Studie wollten 72 % ihr Geheimnis lieber bewahren.

Was ist, wenn das Kind ganz anders aussieht?
Oft wird die Befürchtung geäußert, das Kind könnte so anders aussehen, dass dies jedem Außenstehenden auffällt. Dahinter steckt zweifelsohne die Angst vor dem Fremden, auf das man sich einlassen muss. Fantasien über den Spender, den man ja nicht kennt.

Betrachtet man die Frage sachlich, unabhängig von der emotionalen Seite, muss man sich eingestehen, dass dies bei jedem leiblichen Kind ebenfalls vorkommen kann. In welcher Familie gibt es nicht Mitglieder, die in ihren äußeren Merkmalen »aus der Art« schlagen oder in denen eine der früheren Generationen durchschlägt?

Psychologisch gesehen, entsteht Ähnlichkeit auch durch das Übernehmen von Gewohnheiten, Bewegungen, Gestik und Mimik. Kinder übernehmen oft, was sie sehen, auch das macht sie Vater oder Mutter ähnlich.

Andererseits ist immer wieder zu beobachten, dass Menschen geradezu nach Ähnlichkeiten suchen und sie auch entdecken, weil sie das so wollen.

Es ist erstaunlich, wie häufig Eltern nach einer Samenspende angesprochen werden, wie ähnlich doch das Baby dem Vater sähe: »Ganz der Papa!«

Dazu eine köstliche Anekdote:

Ein durch Samenspende frisch gebackener Vater lädt zu einer Party, die er zur Geburt seines Sohnes veranstaltet. Ein Partygast meint zu ihm: »Ach, der Kleine ist ja ganz der Vater!« Darauf der Gastgeber: »Ach, kennst du ihn denn?«

Wie werden wir mit den Fragen des Kindes über Sexualität und Fortpflanzung umgehen?
In dieser Frage steckt, ob die Verarbeitung des Themas Samenspende gelungen ist, oder ob auch nur das indirekte Ansprechen

jedes Mal ein unangenehmes Gefühl oder ein innerliches »Zu-sammenzucken« auslöst.

Wird es möglich sein, altersgerecht Antworten auf die Fragen des Kindes zu geben? Ist es vorstellbar, vom pubertierenden Kind als Vater in Frage gestellt zu werden, ohne sich »ertappt« zu fühlen? Es gehört zur Pubertät, die bis dahin bewunderten und geliebten Eltern vom »Sockel« zu stoßen, sie ganz und gar nicht toll zu finden, ja sich überhaupt zu fragen, ob man von ihnen abstammt. Dies ist für leibliche Eltern schon ganz schön schwierig, um so mehr müssen soziale Eltern ganz fest in ihrer Rolle bleiben, ohne sich irritieren zu lassen.

Wenn es nicht klappt?
Obwohl die Samenspende ja ein höchst einfacher Vorgang ist, weil der Samen ja nur mittels eines Katheters (eines dünnen weichen Plastikschlauches) in die Gebärmutter eingebracht wird, liegt die Chance, schwanger zu werden, gesamtstatistisch gesehen bei nur etwa 50 %.

50 % der behandelten Paare bleiben ohne Kind. Das ist er-staunlich, weil ja hier praktisch keine Technik notwendig ist, beste Samenqualität vorliegt und die Frauen körperlich keine Fruchtbarkeitsbarrieren aufweisen.

Die eine Seite ist, dass wir – trotz des enormen medizinischen Fortschrittes – vieles noch nicht wissen.

Die andere Seite ist zweifellos die psychische, die auch inner-halb dieser Behandlung eine gewichtige Rolle spielen kann.

Frau und Herr M. melden sich in einem Institut zu einer heterologen Insemination an, weil Herr M. durch einen nicht rechtzeitig operierten Hodenhochstand als Kleinkind keine Samen produzieren kann. Beide Partner haben sich die Entscheidung zur Samenspende lange (etwa ein Jahr) überlegt und wollen nun mit der Behandlung beginnen.

Nach dem fünften Versuch, der ebenfalls leider nicht klappt, wird dem Paar empfohlen, psychotherapeutische Hilfe in Anspruch zu neh-men. Im Gespräch mit den beiden wird nochmals die Zeit der Diagnose-stellung besprochen, ob sie sich auf die Paarbeziehung ausgewirkt habe, wie die Behandlungen erlebt wurden, und so weiter. Die Gespräche ergeben aber nicht wirklich etwas, woraus man ein Problem hätte ableiten können. Nur eines fällt auf: Frau M. scheint offensichtlich noch immer enttäuscht darüber, dass ihre Vorstellungen von eigenen Kindern nicht ganz so erfüllt werden sollen. Wird sie darauf angesprochen, versichert sie, dass ihr die Samenspende keine Schwierigkeiten bereitet.

Herr und Frau M. werden in den nächsten Sitzungen zu Einzelgesprächen eingeladen.

Im Gespräch ohne ihren Mann zeigt Frau M. offen ihre Enttäuschung, weint und erzählt, dass sie sich eigentlich vor diesem fremden Samen ekle. Warum müsse ausgerechnet ihr so etwas passieren! Sie sei froh, das endlich los werden zu können, denn mit ihrem Mann könne sie das nicht besprechen, weil sie ihn nicht kränken möchte, und sonst soll es ja auch niemand wissen. Sie geniere sich auch, mit dem Arzt über diese Gefühle zu sprechen, denn der bemühe sich so sehr.

In den folgenden Sitzungen wird noch einmal der Entschluss zur Samenspende in Frage gestellt, über den fremden Samen gesprochen, wie Frau M. damit gedanklich anders umgehen kann. Schließlich kann sie hinter der Entscheidung stehen und im fremden Samen den ergänzenden Teil zu ihrem Wunschkind sehen.

Die übernächste Behandlung führt dann tatsächlich zur Schwangerschaft. Zwei Jahre später kommt das zweite Kind vom gleichen Spender.

Es ist manchmal entlastend – noch dazu bei einem so schwierigen Thema –, mit einem ganz Unbeteiligten reden zu können. Es ist schwer, einem Partner, der womöglich nur mühsam über seine Schuldgefühle hinweggekommen ist, all die Enttäuschung, Wut oder den Widerwillen gegen die Behandlung mitzuteilen.

Ist alles machbar? Das *erzeugte* statt *gezeugte* Kind?

Ein wichtiges Thema ist das Ausmaß der Hoffnung, das in die Medizin gesetzt wird beziehungsweise die Tatsache der Grenzen der Technik.

Berichte und Diskussionen in den Medien operieren häufig mit unsachlichen und angstmachenden Argumenten.

Einerseits wird ein völlig überzeichnetes Bild einer omnipotenten Medizintechnik konstruiert, die scheinbar grenzenlos die Fortpflanzung steuern kann und vor deren Übermacht gewarnt wird. Andererseits wird dieselbe Technik als klägliche Versagerin dargestellt, die Frauen Hoffnungen macht, die sie trotz hohen Aufwandes und körperlicher Belastungen für die Frau nicht erfüllen kann.

Die Grenzen der Technik werden allerdings immer dann bewusst, wenn Follikel trotz Hormongaben nicht wachsen, Eizellen einer Frau, bei der die Fertilisierung immer problemlos klappte, sich plötzlich nicht befruchten lassen, befruchtete Eizellen sich auch nach dem x-ten Versuch nicht in der Gebärmutterschleimhaut einnisten, obwohl diese alle Voraussetzungen dazu bietet.

Die IVF kann also zwar die Funktion der Eileiter übernehmen, bei allen anderen Schritten ist sie aber auf die natürliche Funktion des Körpers angewiesen.

Es ist also wichtig, die Methode zu entmystifizieren, das heißt, sie ist weder geheimnisvoll noch allmächtig, andererseits stellt sie eine ehrliche Chance dar, wenn man sie als medizinische Methode wie jede andere betrachtet.

Wichtig ist es allerdings, somatische Reaktionen des Körpers im Zusammenhang mit der psychischen Befindlichkeit zu betrachten und durch Gespräche den Teufelskreis von Leistung und Versagen zu verhindern.

Innerhalb der klassischen Reproduktionsmedizin wird dieser Ausdrucksmöglichkeit des Körpers auf zu viel psychischen Druck kaum Beachtung geschenkt. Das Konzept ist meist, die Medikation zu verändern – z. B. die Dosierung der Hormongaben zu erhöhen –, statt die psychische Befindlichkeit in das Prozedere der Behandlung mit zu betrachten und die »störende« Körperreaktion damit in Beziehung zu setzen.

Als einziger Parameter des Erfolges gilt die erzielte Schwangerschaft.

Nimmt man als repräsentatives Beispiel die IVF, liegt die Chance pro Behandlungszyklus schwanger zu werden bei ca. 25 %–30 %. (Betrachtet man die »baby take home rate«, das heißt, wie viele Babys tatsächlich auch geboren werden, reduziert sich die Erfolgsstatistik noch um ein paar Prozentpunkte). Das bedeutet, der Nachweis der Effizienz der Technik steht und fällt mit dem Funktionieren des weiblichen Körpers.

Die gesamte Aufmerksamkeit richtet sich auf die Frau, je mehr technisches Geschick und technisch unterstützte Zwischenschritte (etwa: ICSI) nötig sind, desto gespannter ist die Erwartungshaltung.

Durch die Reduktion der Sicht auf ihren Körper, tritt völlig in den Hintergrund, dass die »Patientin« auch als eine Frau mit ihrer individuellen Geschichte in einem Lebenskontext eingebunden ist, andere Lebensbereiche auch noch vorhanden sind. Auch wird meist übersehen, dass der Mann eine wichtige Rolle im ganzen Geschehen einnimmt.

Dieses reduktionistische Denken passiert leichter als man denkt, denn Reproduktionsmedizin ist spannend. Wer schon einmal den Vorgang der ICSI am Elektronenmikroskop mitverfolgt hat, weiß, wie viel Geschick nötig ist, wie spannend es ist, den Ausgangspunkt zu schaffen für eine Möglichkeit!

Leicht verfällt man in eine Haltung, die nur mehr das Funktionieren des Körpers im Auge hat.

Im Übrigen gilt Ähnliches auch für die psychotherapeutische Arbeit mit Kinderwunschpaaren. Hat man Anhaltspunkte für eine psychische Barriere gefunden, ist die Versuchung groß, sie nur noch wegzuräumen, um dann ebenfalls gespannt auf das Funktionieren des Körpers zu warten.

Gibt es auf der einen Seite den beobachtbaren Erfolg, gibt es natürlich auch die andere Seite: den beobachtbaren Misserfolg. Statistisch gesehen ist dies die größere Gruppe und umfasst 70–80 % der Frauen.

Die »Erfolgreichen« werden an den Geburtshelfer weitergegeben, bei den anderen bleibt es oft unklar, was mit ihnen geschieht – gibt es für diese Frauen auch einen Platz in der Reproduktionsmedizin?

Viele Frauen leiden darunter, das Versagensgefühl allein tragen zu müssen. Alle haben »ihre Sache gut gemacht«: der Arzt, der Partner – und sie? Es ist schwer auszuhalten, alle zu enttäuschen und selbst auch noch enttäuscht zu sein.

Wie sehr der Körper ein Kommunikations- und Interaktionssystem ist, wird dann sichtbar, wenn zwar im Zuge der somatischen Behandlung der Hauptsteuerungstätigkeit der Hypophyse gestoppt wird, die hormonelle Steuerung rein medikamentös erfolgt, es aber trotzdem manchmal zu einer scheinbar unmöglichen Diskrepanz zwischen gutem Follikelwachstum und nur sehr marginalem Aufbau der Gebärmutterschleimhaut kommt, ein Vorgang, der sonst völlig parallel erfolgt. Es entspinnt sich sozusagen ein Dialog zwischen Behandlungsstrategien und dem Körper der Frau.

Wie sehr der Körper auf innere und äußere Botschaften reagiert, hat eine Nachuntersuchung (Kemeter) gezeigt: Paare, die ausschließlich ein ausführliches Erstgespräch mit dem Arzt und der Psychotherapeutin hatten, in dem es um das Thema Kinderlosigkeit, das Anregen von Denkanstößen und das Bewusstmachen des psychischen Druckes und entsprechende Verhaltenskonsequenzen ging, wurden zu 25 % ohne jede somatische Behandlung schwanger.

Offenbar war es diesen Paaren möglich, neue Strategien, die in diesem Gespräch angedacht wurden, auch umzusetzen.

Was heißt Erfolg in der Reproduktionsmedizin?

Was bedeutet das Wort Erfolg im Zusammenhang mit der Fortpflanzung? Was heißt Erfolg? Wer hat Erfolg? Die Reproduktionsmedizin mit ihrem einzigen Parameter Schwangerschaft?

Ihr Einfluss hört z. B. dann auf, wenn die befruchtete Eizelle wieder in die Gebärmutter zurückgelegt wird. Stimmt dann der Erfolgsparameter noch? Hat die Frau (das Paar) Erfolg?

Hier passt das Wort noch weniger, denn auf die Technik hat sie keinen unmittelbaren Einfluss und auf die Fortpflanzungsfunktion des eigenen Körpers eigentlich gar nicht – außer indirekt eher kontraproduktiv.

Erfolg ist etwas, das grundsätzlich mit Leistung verknüpft ist, ansonsten spricht man von »Glück haben«. Entspricht es einer Leistung, schwanger zu werden? Kann die Medizin oder die Psychotherapie schwanger machen?

Das heißt, hier muss die Erfolgsdefinition modifiziert werden:

Für die Reproduktionsmedizin als Technik wäre am ehesten Erfolg, die *Grundlagen* zu schaffen – also organische Möglichkeiten – damit eine Schwangerschaft entstehen kann (Tuben, IVF, ICSI).

Ist es nicht ebenso ein »Erfolg«, wenn sich ein Paar auf Grund von Überlegungen entschließt, auf eine medizinische Behandlung zu verzichten, eine Grenze für sich zu ziehen, also eine wohl überlegte, selbstständige Entscheidung trifft? Das heißt, wichtig ist, sich als Paar dessen bewusst zu sein, dass die Kompetenz der Entscheidung für oder gegen eine Behandlung, über deren Dauer und deren Abschluss bei einem selbst liegt und kein Arzt sie einem abnehmen kann und soll.

Für das Paar, das sich ein Kind wünscht, wäre die Definition »Glück haben« angebracht.

Das bedeutet, die Grenzen des Beeinflussbaren zu akzeptieren, vor allem aber zu erkennen, Körper und Seele, arbeiten zusammen und können nicht getrennt von einander betrachtet werden. Der Kinderwunsch ist nur im kontextuellen Zusammenhang zu verstehen – sowohl was Körper und Seele betrifft als auch das Selbst, den Partner, das Umfeld und die, die mit Kinderwunschpaaren arbeiten.

Was macht ein gutes Behandlungszentrum aus?

Atmosphärisches
- Es herrscht ein freundlicher und höflicher Umgangston im Team.
- Es herrscht keine Hektik, sondern es wird das Gefühl vermittelt, für Fragen und Gespräche Zeit, Verständnis und Geduld zu haben.
- Die Paare werden respektvoll und wertschätzend behandelt.
- Innerhalb des Teams herrscht ein guter Informationsaustausch über die Behandlungsabläufe. Aussagen widersprechen einander nicht.
- Die Intimsphäre bleibt respektvoll gewahrt (niemand betritt ungefragt den Untersuchungsraum. Die Räume sind so beschaffen, dass andere nicht auch mithören können).
- Es gibt einen eigens für die Samengewinnung vorgesehenen Raum.

Organisatorisches
- Es gibt gleich bleibende Bezugspersonen während der gesamten Behandlungsdauer. Man steht nicht jedes Mal einem neuen Gesicht gegenüber.
- Die Wartezeiten sind kurz, Terminvereinbarungen werden eingehalten.
- Die Termine im Institut sind auf ein Minimum beschränkt.
- Die Termine werden flexibel gehandhabt. Es ist möglich, sie mit der eigenen Berufstätigkeit abzustimmen.
- Das Paar kann den Termin der Behandlung selbst wählen.
- Es gibt schriftliches Informationsmaterial.

Persönliches
- Der behandelnde Arzt steht auch als Gesprächspartner zur Verfügung.
- Alle Behandlungsschritte werden erklärt und begründet.
- Es werden in die Diagnose und den Behandlungsablauf auch psychische Faktoren miteinbezogen.

- Ein/e ausgebildete/r PsychotherapeutIn steht vor Ort zur Verfügung, bzw. es besteht eine konsiliarische Zusammenarbeit mit dem Institut.
- Es wird nicht sofort – wenn nicht ausdrücklich indiziert – die In-vitro-Fertilisation angeboten, sondern es werden auch Alternativen erwogen.
- Man erhält ehrliche Auskünfte über Schwangerschaftsraten und auch die »Hürden« der Behandlung werden angesprochen.
- Alle Entscheidungen werden gemeinsam mit dem Paar getroffen – zum Beispiel, wie viele befruchtete Eizellen wieder eingesetzt werden.
- Der Partner wird vom Erstgespräch an immer in die Behandlung miteinbezogen.
- Nach einem Versuch, der zu keiner Schwangerschaft geführt hat, wird ein Gespräch angeboten und nicht nur ein weiterer Behandlungstermin vereinbart.
- Die Befindlichkeit des Paares wird berücksichtigt; man geht auf Gefühle und Beschwerden ein.
- Unterstützung des Paares durch Gespräche im Team oder mit einer/m PsychotherapeutIn – vor allem in schwierigen Phasen (z. B: wenn es nicht klappt, wenn ein Versuch abgebrochen werden muss oder nach einem Abortus) – wird selbstverständlich angeboten.

Teil II
Psychosoziale Aspekte

Es muss doch funktionieren!

Herr und Frau S. leben seit acht Jahren zusammen und warten seit 4 Jahren vergeblich auf eine Schwangerschaft. Sie haben bereits alle Untersuchungen durchführen lassen und jedes Mal erfahren, dass organisch alles in Ordnung sei. Man hat ihnen den Rat gegeben, abzuschalten, in Urlaub zu fahren, das Leben ohne Kind zu genießen, sich zur Adoption anzumelden u.a.m.

Seit nahezu vier Jahren misst Frau S. jeden Morgen ihre Temperatur und trägt sie sehr genau in eine Tabelle ein, um den Tag des Eisprunges zu ermitteln. Seit etwa drei Jahren weiß sie ganz genau, wann mit dem Eisprung zu rechnen ist, sie spürt auch einen »Mittelschmerz«, der ihr signalisiert, dass der Geschlechtsverkehr eingeplant werden muss. Auch Herr S. führt einen Kalender im Kopf, erkundigt sich immer wieder, ob nicht der Eisprung bald sei. Da er geschäftlich öfters unterwegs ist, plant er seine Reisen so, dass er zur passenden Zeit zu Hause sein kann. Jedes Mal wenn sie miteinander schlafen, schleicht sich der traurige Gedanke ein, wie ergebnislos es bis jetzt war und ob es wohl diesmal klappen wird? Manchmal weint Frau S. nach dem Verkehr, weil sie nicht verstehen kann, dass so viel Bemühen nicht »belohnt« wird.

Nach zwei Wochen, wenn sich das Ziehen im Kreuz bemerkbar macht, steigt wütende Enttäuschung in ihr hoch, denn Frau S. weiß nun, dass wieder die Regel einsetzt und sie wieder vergebens gehofft hat.

Die nächsten Tage sind zu vergessen, denn da ist sie todtraurig und ziemlich verbittert. Nichts freut sie mehr, ihr Mann ist wortkarg, sie gehen einander aus dem Weg. Jeder ist für sich allein traurig.

Längst hat sich das sexuelle Zusammensein nur mehr auf die frucht-

baren Tage beschränkt, eigentlich sind beide ganz froh, an den anderen Tagen »Ruhe« zu haben.

Das Planen – der Kalender im Kopf

So wie die obige Geschichte oder ähnlich lauten sehr viele Schilderungen von Paaren, die in einen Teufelskreis geraten sind, der ihnen zwar auffällt, aus dem sie aber nur ganz schwer wieder herausfinden können.

Am Beginn steht meist ein Paar mit klaren Vorstellungen, wie es sein Leben gestalten will. Mit Fleiß und Verantwortungsgefühl sorgen beide Partner zunächst für berufliche und private Sicherheit, investieren in Wohnung oder Haus, um dann tatsächlich ein Kind in die Welt setzen und ihm ein schönes Leben bieten zu können.

Die Pille oder andere Verhütungsmittel werden abgesetzt und meist nur sehr kurz »gewartet«. Viele Paare werden bereits nach zwei, drei Monaten ungeduldig und sind besorgt, dass etwas »nicht stimmen« könnte. Oft rät dann der Gynäkologe, eine »Basaltemperaturkurve« zu führen, um abzuklären, ob ein Eisprung stattfindet. Leider wird häufig von den Ärzten versäumt zu sagen, wann die Frauen wieder mit dem Messen aufhören sollen. Wie in dem obigen Beispiel führen Paare oft jahrelang akribisch genau ihre Aufzeichnungen.

Ist nach zwei, drei Zyklen klar, wann ungefähr der Eisprung zu erwarten ist, beginnt das »Steuern« des Verkehrs. Das bedeutet, der Geschlechtsverkehr wird zum Eisprungtermin hin verlagert. Ein Teufelskreis beginnt, ein Kampf gegen den Körper, der endlich das tun soll, was von ihm erwartet wird.

Anmerkungen zur Temperaturkurve
Sie ist nicht sehr aussagekräftig
Zunächst einmal schwankt die Körpertemperatur auch nach Befindlichkeit, oft ist kein Anstieg der Kurve sichtbar. Misst man

aber die Hormone im Blut, stellt man fest, dass trotzdem ein Eisprung stattgefunden hat.

An der zweiten Universitätsfrauenklinik in Wien wurde vor Jahren folgende Untersuchung durchgeführt: Frauen brachten täglich ihren Morgenurin und führten ebenfalls eine Basaltemperaturkurve. Das Ergebnis war, dass die Kurven mit den Hormonmesswerten oft nicht übereinstimmten. Ein »sicheres« Kriterium ergab sich allerdings: Alle Frauen, die etwa einmal im Monat eine Regel hatten, hatten jedes Mal auch einen Eisprung.

Sie misst Vergangenes

Mit dem Feststellen der Temperatur misst man quasi »hinterher«. Steigt die Temperatur um etwa 0,4−0,6 °C an, zeigt sie die bereits vor ungefähr einem Tag stattgefundene Ovulation an. Die Temperatur hält sich erhöht bis kurz vor der Menstruation und fällt dann wieder ab. Ist eine Schwangerschaft eingetreten, bleibt sie erhöht. Das bedeutet, dass man eigentlich immer nur feststellen und aufzeichnen kann, was war!

Nun stellt sich tatsächlich die Frage: Wozu monatelang oder gar jahrelang messen? Ein kurzfristiges Beobachten mehrerer Zyklen kann zu diagnostischen Zwecken durchaus sinnvoll sein. Mehr jedoch nicht! Meist dient das lange Messen nur noch dazu, den Körper unter Kontrolle zu haben, ob er ordentlich funktioniert.

Nach welchem Zeitraum des Messens wird dem Körper »geglaubt« und vertraut, dass er funktioniert? Die meisten Paare beantworten diese Frage folgendermaßen: »Bis endlich eine Schwangerschaft eintritt!« Ist dann dieses Messen wirklich sinnvoll? Ich kann ja nur feststellen, dass ein Eisprung stattgefunden hat, und vielleicht noch zurückverfolgen, ob in dieser Zeit Geschlechtsverkehr stattgefunden hat. Unbeobachtet und nicht messbar bleibt nach wie vor, ob eine Eizelle befruchtet wird und sich einnistet.

Sie beeinflusst die unbeschwerte Sexualität

Tägliches Messen und zusätzlich noch den Verkehr zu steuern

stellt eine zweifache Stress-Situation dar: Einerseits ist ein unbeschwertes Aufwachen am Morgen nicht mehr möglich, jeder Tag beginnt mit Kontrolle und der Beschäftigung mit dem Thema Kinderwunsch. Andererseits ist es meist mit der Spontaneität der Sexualität vorbei!

Wie im obigen Beispiel wird nach und nach aus einer früher befriedigenden und lustvoll erlebten Sexualität »harte Arbeit im Dienste der Fruchtbarkeit«. Dies ist eine sehr häufig auftretende »Nebenwirkung«, die meist nur mit einiger Anstrengung und »Bewusstseinsarbeit« wieder aufgelöst werden kann.

Es wurde bereits darauf hingewiesen, wie lange Spermien im Körper der Frau lebensfähig und befruchtungsfähig sind: bis zu sieben Tagen! Das bedeutet konsequenterweise, dass Sex einmal in der Woche genügt, um die Möglichkeit einer Befruchtung zu gewährleisten.

Kontrollbedürfnis und der Wunsch, »etwas zu tun«

Einen Hinweis darauf, wie groß das Bedürfnis nach Kontrolle ist, gibt die Frage, wie lange nach dem Absetzen der Verhütung gewartet wurde, ohne zu planen, ohne nervös zu werden, ohne einen Arzt aufzusuchen. Je schneller Ungeduld eintritt, desto höher ist das Kontrollbedürfnis gegenüber dem Körper. Paare mit hohem Kontrollbedürfnis halten es besonders schwer aus, sich bloß ihrem Wunsch zu überlassen, sie wollen den Zeitpunkt der Erfüllung bestimmen. Es fällt ihnen nicht nur in Bezug auf den Kinderwunsch schwer, etwas offen zu lassen oder auf sich ergebende Lösungen zu warten. Alles, wozu man aktiv beiträgt, muss das erwünschte Ergebnis zeigen – ansonsten wäre es keine wirkliche persönliche Leistung. Erfahrungsgemäß sind dies häufig jene Menschen, die bisher gerade durch ihre Zielstrebigkeit, Tüchtigkeit und Voraussicht viel erreicht haben – nach dem Motto: »Wenn man etwas erreichen will, muss man auch etwas dafür tun«.

Nach diesem ausschließlich handlungsorientierten, leistungsbezogenen Lebensmuster wird auch der Wunsch nach einem Kind angegangen.

Es entsteht oftmals der Eindruck, als könnten sich manche Paare überhaupt nicht mehr vorstellen, den Körper unkontrolliert zu lassen.

Herr und Frau F. schildern ihren Leidensweg: Seit zwei Jahren wünschen sie sich ein Kind. Zunächst haben sie verhütet, indem sie die fruchtbaren Tage entweder gemieden haben oder ein Kondom benutzten: »Jeden Monat war ich ganz erleichtert, dass die Regel kam. Super, ich bin nicht schwanger! Habe den Körper gut im Griff.« Frau F. erzählt dies ziemlich verbittert, denn seit zwei Jahren haben sie umgestellt auf Nutzen der fruchtbaren Tage. Bereits nach dem ersten Monat, als die Regel kam, war sie enttäuscht. Sie tröstete sich zwar damit, dass der Körper sich vielleicht erst umstellen muss, aber irritiert war sie trotzdem. Ihr Mann war noch enttäuschter als sie, denn als Rechner und Planer war er sicher, dass es nur eine Frage des richtigen Timings sei, eine Schwangerschaft zu erzielen.

Oft beginnt die Kontrolle schon mit der Verhütung: die gleiche Technik – nämlich das Messen der Körpertemperatur – wird dazu verwendet, die »gefährlichen« Tage auszuklammern. Jeden Monat ist die Erleichterung da, die Menstruation setzt ein, die Verhütung hat funktioniert. Von einem Tag auf den anderen wird dann quasi »umgeschaltet« auf Messen, *damit* eine Schwangerschaft eintritt. Irgendwie kommt es einem gar nicht in den Sinn, das Schwangerwerden dem Körper zu überlassen.

Es scheint, als würde alles mit dem Kopf gesteuert, so wie die Erfolge im Beruf, die Vorhaben im Privatleben, wie Urlaube, Hausbau, Lebensversicherungen usw.

»Wenn ich nicht mehr messe, wenn ich nicht mehr steuere, wenn ich nichts mehr in Richtung Kinderwunsch unternehme, würde das doch heißen, dass ich jede Hoffnung aufgegeben habe!«

Als ob der Körper aufhörte zu funktionieren, wenn der Kopf nicht pausenlos mitdenkt.

Das ist ein Denkkarussell, das zum einen sehr anstrengend ist, zum andern sehr frustrierend, weil dadurch ein Gefühl der Hilflosigkeit geradezu entstehen *muss!*

»Es ist schrecklich, es macht mich wütend und traurig zugleich, das scheinbar Einfachste auf der Welt nicht zu schaffen: schwanger zu werden!«

Der Körper wird als funktionierende Maschine erlebt, der vom Kopf her steuerbar ist und getrennt von sonstigen Empfindungen und der psychischen Befindlichkeit seine »von der Natur vorgegebene Pflicht« tut.

Mit der Distanz eines Technikers beobachten Paare ihren Körper nach dem mechanistischen Denkmodell: Ich füge A und B zusammen zur richtigen Zeit und unter optimalen Bedingungen und erhalte ein erwünschtes Ergebnis.

Vielfach geht dabei der Respekt und die Zuwendung zum eigenen Körper verloren.

Nach dem gleichen Denkmodell, das keinerlei Abweichung von der eigenen Vorstellung erlaubt, wird an die Zukunft mit Kind gedacht. So als hätte das Kind – so wie der Körper bei der Behandlung – nichts mitzureden.

Dazu ein Gedankenexperiment, das sich zunächst wahrscheinlich höchst eigenartig anhört: Stellen Sie sich vor, Ihr Körper wäre Ihr Kind. Es weiß, was es zu tun hat, es folgt, ist willig und geschickt. Sie gehen andauernd hinter diesem Kind her und reden auf es ein: »Hast du dies oder jenes schon getan, pass auf, geh lieber rechts statt links, setz dich hin, steh jetzt auf, was zeichnest du denn da? Sollte das nicht rot statt blau sein? Schau, ich zeig dir, wie man es richtig macht.«

Das Kind wird eine Weile Geduld haben, aber nach und nach wahrscheinlich, je nach Temperament, eines der folgenden Reaktionsmuster entwickeln: Es wird unsicher werden und jede Eigeninitiative und alle kreativen Versuche einstellen, oder es wird aggressiv und aufsässig werden und heimlich hinter Ihrem

Rücken das tun, was ihm Spaß macht, in beiden Fällen jedenfalls nicht das, was Sie von ihm erwarten.

So ähnlich wirkt sich Dauerkontrolle auch auf den Körper und seine Funktionen aus.

Entweder Ihr Körper funktioniert und schützt sich vor jeder Änderung, oder er entzieht sich Ihrer Kontrolle, indem beispielsweise die Periode unregelmäßig wird, die Hormone schwanken usw.

Üblicherweise kontrolliert man ja auch nicht alle anderen Körperfunktionen, oder? Wer kontrolliert seinen Herzschlag, sein Schwitzen, seine Atmung, seine Verdauung? Würde man sein Verdauungssystem dazu zwingen, pünktlich um fünf Uhr nachmittags Stuhlgang zu haben, würde man es ziemlich irritieren und durcheinander bringen.

Noch ein Fakt: In einer retrospektiven Studie an 665 Frauen konnte nachgewiesen werden, dass bei denen, die gezielt eine Schwangerschaft anstrebten, *später* eine Schwangerschaft eintrat als bei den anderen, die nicht kontrollierten, und zwar umso später, je früher sie mit dem Steuern begannen (Demyttenaere et al. 1992).

Dies zeigt, dass Strategien, die zwar in vielen Bereichen hilfreich und wichtig sind, sich für die vegetativ gesteuerten Körperfunktionen nicht unbedingt eignen – sogar, auch dies zeigt die Studie, eher kontraproduktiv sind, also genau das Gegenteil erzielen.

Die meisten Menschen – besonders aber die erfolgreichen, zielorientierten – vermeiden es, etwas Sinnloses, nicht zum Ziel Führendes immer wieder zu wiederholen. Führen Sie sich das vor Augen: Ich handle kontraproduktiv, obwohl ich es weiß! Im Berufsleben würde mir das nicht passieren.

Dahinter stecken natürlich früh erworbene, aus der persönlichen Biografie erklärbare Muster, die dazu beitragen, besonders leistungsorientiert zu sein, schwer loslassen zu können, dem Körper wenig zu vertrauen. Darauf gehe ich weiter unten nochmals genauer ein.

Gründe, warum die Seele den Körper schützt

Die Seele kann aus vielen beziehungsweise aus vielschichtigsten Gründen den Körper vor einer Schwangerschaft schützen. Wie schon weiter oben dargelegt wurde, ist das »Nichtfunktionieren« – also die funktionelle Störung – eine Anpassungsleistung des Körpers an zu viel Druck, der von außen kommen kann, durch äußere Umstände, durch innere Konflikte, die teils nicht bewusst sind, durch die Dynamik der Partnerschaft und letztlich auch durch medizinische Behandlungen – die so genannten iatrogenen Faktoren. Im Folgenden wird auf die verschiedenen Bereiche genauer eingegangen. Es handelt sich bei der Trennung in Einzelbereiche um eine künstliche Trennung. In der Praxis ist alles miteinander verwoben, und es gibt fließende Übergänge.

Die angeschnittenen Themen spiegeln Erfahrungswerte aus vielen, vielen Paargesprächen wider. Sie sollen Denkanstöße geben, Überlegungen aus anderen Blickwinkeln anzustellen als bisher, und Mut machen, über Dinge nachzudenken, die vielleicht gern unter den Tisch gekehrt werden.

Blickpunkt: Partnerschaft

Ungleicher Kinderwunsch
»Für meine Frau ist das Kind viel wichtiger als für mich. Ich könnte auch ohne Kind gut auskommen«: Sätze, die immer wieder geäußert werden, Vieles bedeuten und Einiges auslösen können.

Sind Kinder Männern nicht so zentral wichtig? Manchmal scheint es so, als könnten Männer mit unerfülltem Kinderwunsch ihr Leben – eher als Frauen – trotzdem als geglückt und erfüllt ansehen. Es gibt aber durchaus auch den gegenteiligen Fall, bei dem die Erfüllung des Kinderwunsches für Männer ein zentrales Lebensthema ist.

Wenn Untersuchungen und Behandlungen unternommen werden, entsteht oft der Eindruck, dass der Partner dem anderen zuliebe mittut, über sich ergehen lässt, was sein muss, aber von sich aus keine Aktivitäten setzt oder gar Druck ausübt.

Das kann einerseits sehr entlastend wirken:

In Gesprächen mit Paaren stellt sich oft heraus, dass ein Partner stillschweigend vom andern angenommen hat, die Erfüllung des Kinderwunsches sei ihm genauso wichtig. Die Tatsache, dass es nicht funktioniert, wirkte daher noch bedrückender und deprimierender. *»Ich beobachte ihn oft, wie lieb er mit Kindern umgehen kann, sie gehen einfach auf ihn zu! Das tut mir immer sehr weh, ihm zuzuschauen!«* Wie groß ist oft die Erleichterung ausgesprochen zu hören, dass dem gar nicht so ist; dass der Partner/die Partnerin sich grundsätzlich zwar über ein Kind freuen würde, sich aber durchaus auch ein Leben ohne Kinder vorstellen kann. *»Ja, Kinder mögen mich gerne, ich würde mich sicher über ein eigenes sehr sehr freuen! Aber es wäre nicht die Katastrophe, wenn keines käme. Manchmal ist es auch ganz angenehm, mit Kindern nur zu spielen, aber keine Verantwortung tragen zu müssen«*

Ein Gespräch, in dem jeder einmal offen über seine Sicht des Kinderwunsches spricht, kann oft deutliche Entlastung bringen. Zu hören, dass der Partner nicht in dem Maß leidet, als angenommen wurde.

Ein ungleich erlebter Kinderwunsch kann aber durchaus auch das Gegenteil von Entlastung bewirken:

Ein Paar drückte dies in einem Gespräch folgendermaßen aus. Der Mann: »Ich habe das Gefühl, ich bin nur noch dazu wichtig, meine Samen zur Erfüllung des Kinderwunsches zur Verfügung zu stellen. Ich bin ein Vollzugsorgan, ich glaube, als Mann existiere ich momentan für meine Frau gar nicht.« Die Frau: »Ich fühle mich im Stich gelassen. Einerseits bin ich froh, dass er keinen Druck macht, andererseits hätte ich gerne, dass ich spüre, dass es auch ihm wichtig ist, dass er aktiv von sich aus fragt oder eine weitere Behandlung plant. Ich fühle mich total abhängig von seiner Kooperationsbereitschaft.«

Diese beiderseitigen enttäuschten Erwartungen, die auch nie angesprochen wurden, weckten einerseits Aggressionen, die unterdrückt wurden, andererseits resignativen Rückzug, weil beide Partner sich vom jeweils anderen nicht genug wertgeschätzt fühlten.

Allein das Aussprechen half beiden, die Situation des anderen besser zu verstehen. Sie planten, in Zukunft mehr bewusst als Partner miteinander zu unternehmen – was dem Mann sicher gut tun wird. Es wurde aber auch besprochen, wie sich die Frau mehr unterstützt fühlen würde – zum Beispiel die nächsten Behandlungstermine werden gemeinsam geplant und vereinbart, und er wird mehr über das Thema mit ihr sprechen.

Nur mit einem Kind ist die Partnerschaft erfüllt und wertvoll
Zum besonderen Druck wird die ungewollte Kinderlosigkeit dann, wenn die Erfüllung und der Wert der Partnerschaft daran gemessen wird. *»Was ist eine Partnerschaft schon ohne Kinder! Dann hat sie ja ihren Zweck nicht erfüllt. Alles, was wir zusammen aufbauen, ist dann umsonst! Wem sollen wir etwas weitergeben. Wofür leben wir dann zusammen?«*

Ein Kind als Liebesbeweis (»ich schenke dir ein Kind«), als Sinn der Partnerschaft, als Auftragserfüller, um Familientraditionen weiterzugeben. Kinderlosigkeit würde die Partnerschaft in Frage stellen, vielleicht denkt einer bereits daran, sich einen anderen Partner zu suchen.

Letztlich bedeutet das, dass die Partner einander nicht genug wert sind, aber im Wert steigen, wenn beide zu einem Kind beitragen. Es schürt die Unsicherheit, ob er sie bzw. sie ihn auch ohne Kind liebt?

Wie muss sich ein Partner wohl fühlen, wenn der andere sagt, alles hat keinen Sinn ohne Kind? Ein Kind ist das Wichtigste? Es reduziert auf Gebärmaschine und Befruchtungsapparat. Dazu ein Beispiel:

Durch schwere Entzündungen im Jungmädchenalter sind beide Eileiter bei Frau J. verschlossen und so massiv geschädigt, dass nur eine IVF in Frage kommt. Nach drei fehlgeschlagenen Versuchen zeigt sie depressive Symptome und wird vom Gynäkologen zur psychotherapeutischen Behandlung überwiesen.

Frau J. und ihr Partner sind seit fünf Jahren zusammen, er kann sich eine dauernde Lebensgemeinschaft nur mit einem Kind vorstellen.

Frau J. fühlt sich in ihrem Beruf nicht sehr wohl, fühlt sich ausgenutzt, es herrscht ein schlechtes Betriebsklima. Nebenbei führt sie einen kleinen Hof mit Pferden, den sie von ihrem Vater geerbt hat. Da sie sehr gern reitet, Pferde liebt und schöne Erinnerungen mit diesem Hof verbindet, nimmt sie die Strapazen der Doppelbelastung von Beruf und Hof auf sich. Ihr Freund findet, dass sie zu viel Zeit damit verschwendet, und lehnt es ab, ihr auf dem Hof zu helfen. Er meint, sie solle ihn verkaufen.

Frau J. würde gern heiraten, aber jedes Mal wenn sie ihren Freund darauf anspricht, weicht er aus und meint, dies sei ja nur eine Äußerlichkeit, ein Papier, das erst mit einem Kind wirklich wichtig sei. Das weckt bei ihr immer das Gefühl, als ob er sich absichern wolle, ob sie fähig sei, schwanger zu werden.

Er hat immer wieder Episoden, in denen er zu viel trinkt, sie sieht es deshalb nicht gern, wenn er mit Freunden unterwegs ist, was ihn sehr ärgert.

Ihre Enttäuschung wirkt sich bereits auf die Sexualität aus, sie hat immer weniger Lust, mit ihrem Freund zu schlafen, sie ist gekränkt, weil keine Gesprächsbasis vorhanden ist.

Die Partnerschaft ist gekennzeichnet von Machtkämpfen: So nimmt er beispielsweise keine Rücksicht auf ihre Wertvorstellungen, sie möchte vor einer Schwangerschaft heiraten. Sie wagt es nicht, auf einer Heirat zu bestehen, weil sie weiß, dass es aufgrund ihrer Befunde schwieriger sein wird, schwanger zu werden. Andererseits fühlt sie sich »auf die Probe gestellt«.

Frau J. ist es dafür nicht recht, wenn er sich mit seinen Freunden trifft, und reagiert mit »beleidigtem Rückzug«.

Irgendwie scheint es paradox, dass diese beiden miteinander ein Kind wollen und so enttäuscht waren, dass es beim ersten IVF-Versuch nicht geklappt hat.

Es hat den Anschein, als ob das Kind Ersatz für elementare Bedürfnisse wäre. Besonders Frau J. fehlt in der Partnerschaft das Gefühl von Geborgenheit, Wärme und das Gefühl der Zugehörigkeit, Gefühle, die sie sich von einem Kind erhofft.

Es ist eine ziemliche Spannung, die sich da zwischen Partnern aufbauen kann, die aus Angst, den anderen zu verlieren, aus Wut und Kränkung, nicht um seiner selbst willen geliebt zu werden, und aus Trauer, einen Wunsch nicht realisieren zu können, zusammengesetzt ist.

Es kann genau diese Belastung dazu beitragen, nicht schwanger zu werden – gleichsam als unbewusster »Test«: Wie steht's jetzt mit der Liebe?

In dem obigen Beispiel ist ein Muster erkennbar, das sich offenbar durch das Leben von Frau J. zieht: ausgebeutet in der Firma, der Chef bürdet ihr immer mehr Arbeit auf, sie selbst powert sich aus, indem sie zusätzlich zum Beruf den Hof bewirtschaftet, der Freund, der ihr zwar eine Lebensgemeinschaft in Aussicht stellt, aber diese offenbar von einer Schwangerschaft abhängig macht.

Dieser Frau fällt es allem Anschein nach schwer, Grenzen zu ziehen, Nein zu sagen, ihre Rechte einzufordern und allenfalls auch ihren Freund zur Rede zu stellen, wie er sich die Zukunft vorstelle, wenn keine Schwangerschaft zustande käme. Dahinter steckt die unbewusste Angst, durch ein Nein den Anderen zu verlieren.

Diese Angst passt zu ihrer persönlichen Geschichte:

Die ersten Jahre ihres Lebens bis zum Ende der Grundschulzeit lebte sie auf dem Land bei einer Kinderfrau, die sie mehr liebte als ihre eigene Mutter. Nach der Grundschule musste sie in die Stadt ziehen, um ihre Schulausbildung fortzusetzen. Seitdem lebte sie mit der ihr fremden Mutter.

Damals erlebte sie erstmals tiefe Hilflosigkeit und Verlassenheit. Da-

mals begannen ihre Depressionen, die sie als Kind noch nicht als solche erkennen konnte.

Heute, als Erwachsene, stürzt sie sofort wieder in Depressionen, sobald in ihr das von früher erinnerte Gefühl der Hilflosigkeit ausgelöst wird.

Die psychotherapeutische Arbeit bestand darin, diese Zusammenhänge bewusst zu machen und vor allem an Strategien zu arbeiten, die helfen, mit Gefühlen der Verlassenheit und Hilflosigkeit umzugehen, zu lernen, die Rolle des hilflosen abhängigen Kindes von damals abzulegen und erwachsen aktiv zu werden.

Frau J. schaffte es nach und nach, besser auf ihre Bedürfnisse zu achten, im Büro gegenüber ihrem Chef ihre Überlastungssituation anzusprechen und zu verändern. Mit ihrem Freund gab es viele Konflikte. Sie machte ihm deutlich, dass sie ihr Leben nicht von ihm bestimmen lassen wolle, sondern dass sie mit ihm gemeinsam Kompromisse suchen wolle. Außerdem müsse er sich entscheiden, ob ihm an ihr als Person gelegen sei und er mit ihr zusammenleben wolle oder nur nach einer Frau suche, die ihm ein Kind gebären könne. Im letzteren Fall müsse er sich gleich jemanden anderen suchen, denn sie wolle nicht mehr auf dem Prüfstein stehen.

Sie trennten sich zunächst, lernten aber durch die entstandene Distanz besser miteinander zu reden und gemeinsam zu überlegen, ob eine Partnerschaft auch ohne Kinder denkbar wäre. Sie beschlossen, zusammen zu bleiben, egal ob mit oder ohne Kinder, und auch wieder IVF-Zyklen zu versuchen.

Nach zwei Versuchen wurde Frau J. schwanger. Geheiratet haben sie (noch) nicht, weil es nun Frau J. nicht sehr eilig damit hat. (*»Mir war ja rückblickend gesehen nur wichtig, dass ich weiß, dass wir auch zusammen bleiben, wenn kein Kind kommt.«*)

Schuldgefühle dem Partner gegenüber – oder Schuldzuschreibung und Vorwürfe
Ist einer der Partner »schuld«, liegt die Fruchtbarkeitsbarriere an ihm oder ihr, bauen sich manchmal bewusst oder unbewusst Schuldgefühle auf. *»Meinetwegen muss meine Frau die ganze Be-*

handlung über sich ergehen lassen«, »Weil ich als junges Mädchen eine
Entzündung hatte, müssen wir jetzt so einen komplizierten, teuren Weg
gehen!«, »Mit einem anderen Mann/einer anderen Frau hätte sie/er
schon längst ein Kind!«

Auf der anderen Seite machen oft Schuldzuschreibungen
Druck: *»Ich bin jemand, die nie Medikamente nimmt, jetzt muss ich*
halt, weil es wegen meinem Mann nicht anders möglich ist.« »Ich hätte
nie gedacht, dass ich einmal auch diese Retortenbabymethode in An-
spruch nehmen werde. Früher habe ich dies strikt abgelehnt. Aber jetzt
geht es wegen meiner Frau leider nicht anders.«

Zurück bleibt das Gefühl, der Partner muss etwas gegen seine
Überzeugung oder gegen seine Gesundheit tun, es muss Geld
verschwendet werden für etwas, was sonst gar nichts kosten
würde, und ohne den jeweils anderen wäre der Partner besser
dran.

Es ist leicht nachvollziehbar, dass dieses Gefühl bedrückt und
unter Druck setzt, die Sache möglichst rasch hinter sich zu bringen. Jedes Mal, wenn es nicht funktioniert, vergrößert sich das
»schlechte Gewissen«.

Tabuthema Kinderwunsch – Schonhaltung gegenüber dem Partner
Um den jeweils anderen zu schonen und ihn nicht zu kränken,
wird das Thema Kind und die Gefühle, die damit zusammenhängen umgangen, vermieden, unterdrückt. Die Sorge, dem anderen
mit dem ewigen darüber Reden lästig zu fallen oder seinen wun-
den Punkt zu treffen, Trauer und depressive Stimmungen auszulösen, bringt Partner dazu, über ihre Gefühle zu schweigen, als
»Alleinkämpfer« damit fertig werden zu wollen, um dem anderen nicht auch noch seinen eigenen Druck aufzuerlegen.

Ergebnis ist, dass sich eine spürbare »Mauer des Schweigens«
aufbaut; jeder weiß, dass der andere sehr wohl mit dem
Gleichen kämpft, sieht es dem Partner an, fühlt es, und trotzdem
wird tapfer weiter geschwiegen. Eine unausgesprochene Spannung baut sich auf, die mehr trennt als miteinander verbindet.

Ganz deutlich muss an dieser Stelle aus fachlicher Sicht gesagt werden: Die entlastende Funktion des Aussprechens und Ausweinens ist weitaus höher als der Effekt des »Schonens«, des Vermeidens und des Ausweichens vor Gefühlen wie Trauer, Wut, Angst, usw. Es kann nichts ausgelöst werden, was nicht latent da ist.

Zu erleben, dass ein Wunsch nach einem Kind nicht erfüllt wird, zusehen zu müssen, dass andere im Umfeld schwanger werden, sich von einem Lebensplan verabschieden zu müssen, das sind Dinge, die weh tun, kränken, zornig und verzweifelt machen. Diese Gefühle sind vorhanden, auch wenn sie nicht angesprochen werden. Sie bauen sich als innerer Druck auf, sammeln sich an, und die erleichternde Entladung des Aussprechens bleibt aus.

Genau diese Situation kann dazu beitragen, dass der Körper erst recht nicht »funktioniert« oder mit »Störungen« reagiert.

Die Paarbeziehung

Die »Wir machen, denken, erleben, wünschen alles gemeinsam«-Beziehung
Ein Paar kommt wegen seines seit 10 Jahren unerfüllten Kinderwunsches in die psychotherapeutische Sprechstunde. Beide sind Lehrer an der gleichen Schule, an der sie sich auch kennen lernten. Herr F. ist geschieden, hat aus dieser Beziehung eine Tochter. Als die beiden heirateten, zog Frau F. in das Haus ihres Mannes, gab ihre Wohnung und die meisten ihrer Freunde auf, um jede freie Minute mit ihrem Mann verbringen zu können. Die beiden schildern ihre Beziehung als außerordentlich harmonisch: »Wir wollen immer das Gleiche.« Beide hätten nie das Bedürfnis, getrennt voneinander etwas zu unternehmen. »Es ist wichtig, dafür zu sorgen, dass sich der andere wohl fühlt. Wenn ich das dann sehe, fühle ich mich automatisch auch gut.«

Frau F. ist eine ausgezeichnete Flötenspielerin, sie gab das Musizieren aber auf, um sich ihrem Mann widmen zu können. »In einer Beziehung, in der man alles gemeinsam macht, werden so kleine persönliche Vorlieben bedeutungslos.«

Auf die Frage, was sie wohl meint, warum noch keine Schwanger-schaft eingetreten sei, klagte sie, sie fühle sich seit Jahren in ihrem Körper nicht wohl.

Frau F. würde alles für diese Beziehung tun, denn ihre eigenen Eltern hatten sich absolut nicht verstanden und trennten sich schließlich, als sie acht Jahre alt war. Auch Herr F. genießt das Leben mit seiner Frau sehr, denn in seiner vorherigen Ehe habe er Fürsorge und Wärme vermisst.

Je länger beide ihre Ehe schildern, desto mehr verstärkte sich das Gefühl beim Zuhören: »Was ist, wenn ein Kind in diese Beziehung käme? Wo wäre Platz für das Kind?«

Darauf angesprochen meinte Frau F., sie müsse, wenn ein Kind käme, Aufmerksamkeit von ihrem Mann abziehen. Wie das wohl für den Mann wäre? Wahrscheinlich wäre diese Veränderung für beide schwierig.

In dem Gespräch wurde deutlich, dass in dieser sehr engen Beziehung kein Raum für eigene, individuelle Bedürfnisse blieb. Persönliche Eigeninitiativen ohne den Partner werden als »Bedrohung« der Beziehung erlebt, als Infragestellen der Liebe zueinander. Jeder macht den anderen für das eigene Wohlbefinden verantwortlich, verzichtet auf eigene Wünsche dem Ideal des totalen »Gemeinsam« zuliebe.

Käme ein Kind in diese Partnerschaft, würde somit deren »höchster Wert« gefährdet. Außerdem würden die Bedürfnisse des Kindes mit denen der beiden Partner kollidieren: mütterlich umsorgt zu werden, Zärtlichkeiten und jederzeit Zuwendung und Aufmerksamkeit zu erhalten.

Das heißt, bevor nicht beide lernen können, für ihr eigenes Wohlfühlen zu sorgen, eigene Bedürfnisse zu spüren, Verschiedenes auch getrennt voneinander zu erleben und dann auch zu genießen, Inputs von außen zu bekommen, so lange ist ein Kind eine Überforderung der beiden Partner.

Frau F. und ihr Mann konnten diesen Zusammenhang verstehen und überlegten kleine Schritte der Veränderung. Frau F. nahm ihr Flötenspiel wieder auf, was ihr sowohl körperlich als auch psychisch gut tat, denn es machte ihr wieder große Freude.

Jetzt erst merkte sie, wie sehr sie die Musik vermisst hatte. Ihr Mann beschloss, das Angebot eines Kollegen anzunehmen und mit ihm gemeinsam Sportveranstaltungen für seine Schüler zu planen. Das bedeutete, immer wieder ein Wochenende nicht zu Hause zu sein.

Leicht fiel es den beiden nicht, das zeitweilige Gehen getrennter Wege positiv für die Partnerschaft zu sehen. Gleichzeitig spürten sie aber sehr wohl, dass irgendwie frischer Wind in ihre Beziehung kam. Einerseits entstand mehr Freude über gemeinsame Aktivitäten, andererseits auch Lust, wieder jeder für sich die »Außenwelt« zu entdecken, sich dadurch lebendiger und auch attraktiver zu fühlen. Das Thema Kinderwunsch nahm nicht mehr den gesamten Lebensraum des Paares ein.

Nach einem halben Jahr wurde Frau F. spontan schwanger.

Die Gestaltung der Paarbeziehung ist erfahrungsgemäß oft Quelle unbemerkter Belastungsfaktoren, die eine Schwangerschaft verhindern, weil sonst die Partnerschaft gefährdet wäre. In dem obigen Beispiel wird deutlich, dass in dieser Konstellation mit einem Kind alle Mütterlichkeit, die die Frau dem Ehemann zuteil werden lässt, auf das Kind übergehen würde und der Mann auf das, das er gerade als das Wertvollste an der Partnerschaft erlebt, verzichten müsste. Das Risiko wäre hoch, dass die Frau ihrerseits dadurch nicht mehr die uneingeschränkte Aufmerksamkeit und Stütze ihres Mannes erwarten könnte. Die bisher gelebte harmonische Balance wäre nicht mehr aufrechtzuerhalten gewesen.

Die »Jeder-lebt-für-sich«-Beziehung

Ebenso schwierig erweisen sich Beziehungen, in denen beide Partner sehr stark eigene Wege gehen, sodass der Eindruck entsteht, der Kinderwunsch ist die einzige Gemeinsamkeit, die den beiden bleibt. Das Kind wird als Bindeglied vorgestellt, als eine Möglichkeit, wieder Nähe zwischen den Partnern herzustellen. Oft ist es die Frau, die sich durch das Kind mehr Präsenz des Partners erhofft und im Kind auch eine Möglichkeit sieht, Liebe und Zärtlichkeit zu geben, die der Partner offenbar nicht so sehr braucht.

Der Mann sieht in dieser Art der Paarbeziehung im Kind eine Möglichkeit, nach außen eine Familie darzustellen und auch Bedürfnisse seiner Frau nach Zärtlichkeit und Nähe, die er nicht erfüllen kann, abgedeckt zu wissen.

Wäre der Kinderwunsch und die Bemühungen darum nicht, müssten beide erkennen, dass die Beziehung vieles offen lässt, eine große Leere darstellt. Auch die Erfüllung des Wunsches würde diese Leere allzu deutlich machen.

Großangelegte amerikanische Studien haben sich intensiv mit den Wirkfaktoren einer Partnerschaft auseinander gesetzt (Mirowsky u. Ross, 1989). Wann ist eine Partnerschaft positiv unterstützend, welche Bedingungen müssen erfüllt sein?

Der Beitrag von Partnerschaft zum psychischen Wohlbefinden liegt in der Vermittlung von Wertschätzung, des Gefühls geliebt, geschützt, geachtet, als eigenständiges Wesen respektiert zu sein. Ist dies in einer Partnerschaft gewährleistet, trägt dies ganz wesentlich zur psychischen Stabilität des Einzelnen bei.

Besteht diese Grundlage nicht (erwartet ein Partner zum Beispiel mehr, als der andere zu geben bereit ist), bestehen vielmehr Abhängigkeiten oder ein Klima der Entwertung, des Misstrauens, der Nichtachtung der Eigenständigkeit des anderen, dann bedeutet dies hohe psychische Belastung.

Weitere wichtige Bedingung einer sich positiv auf die Lebensqualität auswirkenden Partnerschaft ist die gerechte Verteilung der Verantwortungsbereiche: der organisatorischen, der erzieherischen, aber ganz wichtig auch der ökonomischen.

Blickpunkt: Die eigene Persönlichkeit

Die Bedeutung eigener Erfahrungen
Sowohl für die Beziehungsfähigkeit als auch für das persönliche psychische und körperliche Wohlbefinden ist der familiäre Kon-

text, in dem man aufgewachsen ist, prägend. Wie hat sich die Beziehung zu den Eltern oder Personen, die eine elterliche Funktion übernommen haben, gestaltet? Wie wurde Nähe, Zärtlichkeit, Körperlichkeit ausgedrückt? Welche grundsätzliche Lebenseinstellung konnte sich entwickeln in Bezug auf Vertrauen, Beziehung, Autonomie, Verantwortung, Selbstvertrauen, Eigeninitiative und Kontrollbedürfnis? Welches Körperbild ist entstanden, welches Rollenverständnis als Mann oder Frau? Ist es positiv bejahend oder negativ ablehnend?

Aus diesen Lebenserfahrungen entwickelt sich die Selbstrepräsentation, das heißt, Sichtweisen, Werte, Eigenschaften, Gewohnheiten, die manchmal durchaus hilfreich sind, manchmal jedoch gerade im Zusammenhang mit Körperfunktionen und Kinderwunsch auch stören können.

Hinzu kommt, dass jeder im Laufe seines Lebens ein Rollenbild von sich als Frau/Mann erworben hat, das ihn/sie im Selbstbewusstsein stützen aber auch hindern kann.

Das erworbene Rollenbild

»Nur durch eine Schwangerschaft/durch bewiesene Zeugungsfähigkeit fühle ich mich als ›ganze‹ Frau/als ›ganzer‹ Mann«, lauten häufig die Aussagen Betroffener.

Vielfach wird sexuelle Attraktivität und sexuelle Potenz gefühlsmäßig an die Möglichkeit gebunden, schwanger zu werden bzw. schwanger zu machen. Der damit verbundene Reiz – je nach Lebensphase mit einer Fülle ambivalenter Gefühle begleitet – fällt bei ungewollt kinderlosen Paaren weg, was von vielen als Verlust erlebt wird. *»Wenn ich mir überlege, wie oft ich gezittert habe, ob ich auch wirklich gut genug ›aufgepasst‹ habe, komme ich mir heute lächerlich vor. Das ganze Getue und der Nervenkitzel waren sowieso umsonst.« »Bei meiner Diagnose hätte ich mir all die Kondome sparen können!«*

Diese Aussagen dokumentieren eine gewisse zynische Bitterkeit und Entwertung der eigenen Person. Frauen empfinden sich häufig als »unvollständig«, nicht mehr als »ganze Frau«, als

»taubes Ei«. Die Formulierungen zeigen aber auch, wie sehr für viele die Tatsache, nicht schwanger werden zu können, gleichzeitig ihr Selbstbewusstsein, ihre sexuelle Attraktivität und ihre Fähigkeit, Lust zu empfinden, einschränkt. Sie trauen ihrem Körper, der sie »im Stich« gelassen hat, nicht mehr über den Weg, sind ihm zum Teil so böse, dass er nur mehr der Medizin zur Behandlung überlassen wird und als »Lustspender« nicht mehr in Frage kommt.

Bei Männern, die infertil sind, wirkt sich die Diagnose sehr ähnlich aus. Sie fühlen sich unattraktiv, geschwächt, impotent und reagieren oft mit sexuellem Rückzug und depressiven Gefühlen. Bei Partnerinnen infertiler Männer ist fast immer zu beobachten, dass sie nach außen hin die Ursache für die Kinderlosigkeit auf sich nehmen, um die »Männlichkeit« ihres Partners zu wahren und zu schützen.

Diese innere Haltung kann eine der seelischen Ursachen dafür sein, dass es mit dem Schwangerwerden nicht klappt. Daher ist es wichtig, sich bewusst zu machen: Was zeichnet mich als Mann/als Frau aus? Was ist an meiner Person liebens- und schätzenswert? Was kann ich geben, welche »Potenzen« habe ich zu bieten? Was gefällt mir an mir, was macht mich attraktiv?

Erfahren zu müssen, dass der Kinderwunsch nicht erfüllt werden kann, bedeutet für die meisten, eine Auseinandersetzung mit dem eigenen Selbstbild, dem Selbstwert, der Partnerschaft und für viele auch – mit dem Sinn des Lebens.

Es gilt, die eigenen Talente neu einzuschätzen und neu zu entscheiden, wie die schöpferischen, generativen und erzieherischen Fähigkeiten, die zur Verfügung stehen, trotz des Fehlens leiblichen Nachwuchses am besten umzusetzen sind.

Für einige Paare kann diese Alternative die Adoption sein, für andere neue Lebensziele, sehr bewusst gelebte Patenschaften und vieles mehr.

Es ist *eine* Facette des Lebens, *eine* Möglichkeit, die die Natur bietet, die im Fall ungewollter Kinderlosigkeit nicht ausgeschöpft werden kann. Dies ist zugegebenermaßen schmerzlich, weil es einen Verzicht bedeutet. Als Person, als Frau, als Mann besteht man trotzdem weiter. Die Attraktivität, den Selbstwert, die Selbstachtung verleiht man sich selbst!

Das Kind als Lebenssinnstifter
Kinderwunsch ist häufig nicht der Wunsch, mit einem Kind zu leben und seine Entwicklung zu begleiten, sondern der Versuch, sein eigenes Leben oder das Gelingen eines zufriedenen Lebens an die Existenz eines Kindes zu knüpfen.

Im Grunde ist es bestürzend, mit welcher Überzeugung und Vehemenz Paare immer wieder versichern, dass ihr Lebenssinn ohne Kind verfehlt wäre: »*Was hat denn ein Leben ohne Kind für einen Sinn? Wofür ist unsere Partnerschaft dann noch gut? Ich fühle mich nicht als Frau/Mann ohne ein Kind.*

Ohne Kind werde ich von meinen Eltern nie ernst genommen werden, wofür arbeiten wir denn überhaupt, wenn wir niemandem etwas hinterlassen können ...«

Das heißt, wir müssen uns darüber klar werden, dass Mutter- oder Vaterschaft nicht erst mit der Schwangerschaft oder Geburt des Kindes beginnt, sondern lange davor im Kopf.

Vater- und Muttersein ist also einerseits das Ergebnis einer wachsenden Beziehung zu einem Kind, aber auch Ergebnis einer Vielzahl von erworbenen Einstellungen, der eigenen Erziehung, von subjektiven Vorstellungen, Träumen über die eigene Rolle als Mutter und Vater und auch die Rolle des Kindes im Leben.

Das bedeutet, längst bevor das Kind tatsächlich und leibhaftig in unserer Mitte lebt, ist es in unserem Kopf vorhanden. Wir knüpfen Erwartungen, Vorstellungen, Ziele und Werte daran, entwickeln Bilder über den Umgang mit ihm und wie wir es haben möchten – das Bild vom »gelungenen Kind«.

Diese Vorstellungen wachsen und nehmen Formen an, je länger das Kind auf sich warten lässt. Es entsteht daraus oft ein Idealbild, das der Realität gar nicht mehr entsprechen kann.

Bilder im Kopf sind zum Teil sicher hilfreich, sie ermöglichen eine subjektive Mutter- oder Vatervorstellung, die hilft, sich auf diese Rolle tatsächlich einzulassen. Andererseits können diese Bilder die Beziehung zum Kind enorm erschweren.

Bei Paaren, die am Warten auf das Kind schier zerbrechen oder verzweifeln, stehen die folgenden Fragen im Mittelpunkt der Beratungsgespräche: Was macht es so dringend notwendig, dass das Kind jetzt sofort und überhaupt kommt? Welche inneren »Aufträge« an das Kind bestehen unbewusst und sind scheinbar nur durch es zu erfüllen?

Soll es den Kitt für eine bereits brüchige Partnerschaft bilden? Wie sollte das gut gehen, wo doch bekannt ist, dass das Hinzukommen eines Kindes zunächst einmal eine Belastungsprobe für die Partnerschaft darstellt. Es kommt Arbeit hinzu, begleitet von der Unsicherheit, alles richtig zu machen, durchwachte Nächte, Anforderungen an die Geduld. Von beiden Partnern wird also ein hohes Maß an persönlichem Einsatz und Bereitschaft zur Zusammenarbeit gefordert.

Soll es »erwachsen« machen und dazu beitragen, dass die Herkunftsfamilien endlich die Eigenständigkeit der »Jungfamilie« akzeptieren? Wie soll das gehen, wenn Mütter oder Schwiegermütter, Väter oder Schwiegerväter zuvor nie von ihren erwachsenen Kindern Grenzen gesetzt bekommen haben? Ausgerechnet jetzt, wo sie meinen, ihre Erfahrungen in Kindererziehung weitergeben zu können, wo sie dem Sohn, der Tochter zur Hand gehen können, jetzt sollen sie Distanz lernen?

Soll es dem Leben der Mutter/des Vaters Sinn verleihen, froh und erfüllt machen?

Wie würde es um den Lebenssinn stehen, wenn sich das Kind nicht genau nach den Vorstellungen entwickelt, wenn es nicht nach außen repräsentiert, was gewünscht wird, nämlich »erfolgreiche Eltern« zu sein?

Dürfen, wenn der Lebenssinn davon abhängt, die Schattenseiten der Elternschaft überhaupt bemerkt und eingestanden werden?

Ist die Enttäuschung nicht schon vorprogrammiert, wenn der Sinn des Lebens, das Frau- oder Mannsein, der Selbstwert von einem Ereignis abhängig gemacht wird, das nicht beeinflusst werden kann? Wenn der Lebenssinn an der Existenz eines anderen Menschen hängt, der vielleicht nie kommt? Wenn es sozusagen nur eine einzige Quelle der persönlichen Zufriedenheit gibt – nämlich ein Kind?

Wie groß ist die Last, die einem Kind aufgebürdet wird, wenn es für den Lebenssinn seiner Eltern verantwortlich gemacht wird? Wie viel Unfreiheit wird ihm damit von Beginn an auf den Lebensweg mitgegeben? Wird es möglich sein, es irgendwann einmal loslassen zu können?

Darf es sich dann entwickeln, so wie es möchte, oder muss es sich in elterliche Vorstellungen einpassen? Das typische Beispiel vom sportlichen Vater, dessen Sohn schüchtern und ängstlich ist und lieber mit Puppen oder Stofftieren spielt als mit einem Fußball, oder vom Kind, das im Unterschied zu den Plänen der Eltern keine lange Schulausbildung möchte, sei genannt.

Kinder dürfen nie der Sinn des Lebens anderer sein, wohl aber ein wichtiger Bestandteil des Lebens. Es wäre für Kinder eine Fessel, die sie in ihrer Eigenständigkeit und Entwicklung behindern würde.

Wer Kinder hat, erlebt immer wieder, dass diese sich kein bisschen darum kümmern, ob oder wessen Lebenssinn sie sind – das ist auch ihr gutes Recht! Sie gehen mit einer Beharrlichkeit ihren Weg, der Eltern manchmal wehtut, legen eine Konfliktbereitschaft an den Tag, dass einem oft Hören und Sehen vergeht.

Man braucht daher einen ganz eigenen Sinn des Lebens, der sich aus vielen Komponenten zusammensetzt und nicht mit einer einzigen steht oder fällt und der hilft, dass man Zufriedenheit aus der eigenen Person und seinem Lebensweg schöpfen kann. Lebensfreude und Sinn muss man sich selbst erschließen, niemand kann einem diese Aufgabe abnehmen.

Ein Kind, dessen Hauptaufgabe es ist, Sinnstifter zu sein, wird sich zudem später recht mühsam einen eigenen Sinn des Lebens erarbeiten müssen.

Kontrollbedürfnis

»Vertrauen ist wichtig, Kontrolle noch besser.«

Menschen, denen es ungeheuer wichtig ist, die Kontrolle über das eigene Verhalten nicht zu verlieren, die unter strenger Selbstbeobachtung stehen, reagieren, wenn diese nicht gewährleistet ist oder als gefährdet erlebt wird, mit völliger Verunsicherung und Angst vor Persönlichkeitsverlust. Kontrollverlust bedeutet für sie, sich nicht mehr zurechtfinden zu können, Verlust von Selbstachtung und Angst, Situationen nicht mehr meistern zu können, Dieses Angstgefühl wird generalisiert, das heißt auf das gesamte Lebensgefühl übertragen und als irreversibel erlebt nach dem Motto: »Einmal die Kontrolle verlieren heißt, sie für immer verloren zu haben.«

Die absolute Kontrolle ist ein sehr wichtiger Wert im Leben dieser Menschen. Dahinter steckt das Bedürfnis, sich vor allem Unvorhergesehenen zu schützen, keine Fehler zu machen und nur dadurch Handlungssicherheit zu erlangen.

Ereignisse, die unbeeinflussbar scheinen, erzeugen ein Gefühl extremer Hilflosigkeit. Es scheint, als hätten diese Menschen den Glauben an ihre kreativen Fähigkeiten, Probleme zu lösen oder in überraschenden Situationen richtig zu handeln, verloren oder nie wirklich bewusst wahrgenommen.

Frau und Herr L. sind seit 12 Jahren verheiratet, im zweiten Ehejahr setzte sie die Pille ab. Sie rechnet von Beginn an die fruchtbaren Tage aus, um sicherzugehen, dass der Verkehr zum Ovulationstermin stattfindet. Im Gespräch mit dem Paar stellt sich heraus, dass Frau L. nie an eine spontane Schwangerschaft geglaubt hatte. Sie sei überhaupt ein unsicherer Mensch, deswegen hätte sie auch schon einmal Psychotherapie in Anspruch genommen. »Ich bin in Psychotherapie gegangen, weil ich Angstzustände hatte und in Unsicherheit lebte. Ich musste mich dauernd vergewissern, dass ich ja alles bedacht habe. Vor lauter Denken an Even-

tualitäten, kam ich oft nicht zum Wesentlichen. Oder: ich habe Angst vor
Feuer, deshalb bin ich immer häufiger x-Mal nach Hause zurück-
gegangen, um zu schauen, ob ich den Herd abgedreht habe.« Seit dem
ersten IVF-Versuch sind ihre Angstzustände wieder größer geworden.

Frau L. ist eine temperamentvolle, gescheite Frau. Da ihr Mann be-
rufsbedingt im Abstand von drei, vier Jahren seinen Wohnort in ver-
schiedene Länder verlegen muss, ist es notwendig, sich immer wieder
neu einzustellen. Vor jedem Umzug plant sie minuziös genau, wo wer
wann was machen muss, lässt sich einen Wohnungsplan des künftigen
Wohnsitzes schicken, studiert Stadtpläne, lernt die Landessprache und
sichert sich ab, dass kaum Unvorhergesehenes passieren kann. Ihr
Mann ist ziemlich gegensätzlich; er lässt alles auf sich zu kommen, fin-
det ihr Verhalten mühsam und anstrengend.

An diesem Beispiel lässt sich zeigen, dass das Bedürfnis alles vorherzusehen, zu bestimmen und zu wissen, äußerst wichtig im Leben von Frau L. ist. Ihre Unsicherheit scheint für Außenstehende erstaunlich, denn sie ist ja äußerst kreativ, sie weiß zu organisieren, stellt viel auf die Beine – gerade ihr ist zuzutrauen, unvorhergesehene schwierige Situationen grandios zu meistern. Sie selbst nimmt sich als eher unsichere Person wahr, die sich nicht viel zutraut. Vorbereitet sein gibt ihr die Sicherheit, möglichst keinen Fehler zu machen oder gar als inkompetent dazustehen.

Wie ist das aber nun mit einem Projekt wie »Schwangerschaft«? Was ist hier vorplanbar? Schwangerschaft entsteht, wenn der Körper bereit ist. Das Kind wächst im Bauch heran, dabei ist vieles unbekannt und nicht vorhersagbar: Wie wird es aussehen, wie wird es sich verhalten, wie wird die Mutterschaft tatsächlich sein? Wird es schwierig sein, das kleine Wesen zu verstehen?

Schwangerschaft als irreversibler Vorgang, ein neuer Mensch ist dann da, und man muss irgendwie damit zurecht kommen.

Offenbar schützt sich der Körper von Frau L. vor dieser unbekannten Situation, um Stress – nämlich Angst – zu vermeiden, und lässt keine Schwangerschaft zustande kommen.

Das heißt, für Frau L. wäre es wichtig zu lernen, loslassen zu können, nicht fortwährend streng hinter sich her zu sein, sich wohlwollend auch Fehler verzeihen zu können, all das wäre entspannend und wirkte sich auf das Lebensgefühl nicht so anstrengend aus.

In einigen psychotherapeutischen Sitzungen konnte sie nach und nach lernen, sich selbst mehr zuzutrauen, weniger zu kontrollieren, indem sie sich ihre Fähigkeiten und ihre Tüchtigkeit immer wieder neu bewusst machte. *»Ich brauche ja eigentlich gar nicht so viel vorzuplanen und mich abzusichern, denn eigentlich habe ich immer für alles Lösungen gefunden.«* Sie konnte nach und nach erkennen, dass sie selbst die härteste Kritikerin ihres Verhaltens ist und die Umwelt eigentlich von ihr gar keine Fehlerlosigkeit erwartete – ganz im Gegenteil, sie konnte sogar freundliche Zuwendung dazugewinnen. Hilfe anzunehmen oder gar um solche zu bitten wurde von den anderen nicht als Schwäche ausgelegt. Meist ist es ja so, dass der »Unfehlbare« und total »Perfekte« eher in seinem Umfeld Misstrauen, vielleicht sogar Neid erweckt und dass sich eher Schadenfreude breit macht, wenn ihm auch einmal Fehler unterlaufen. Steht man zu seinen Schwächen – aber auch zu seinen Stärken –, kommt mehr Nähe zu den anderen zustande, weil diese sich dann auch mehr geschätzt fühlen und nicht als diejenigen dastehen, die dem »Fehlerlosen« nicht das Wasser reichen können.

Frau L. wurde bezeichnenderweise schwanger, als sie ziemlich überstürzt in ein anderes Land ziehen musste und keinerlei Zeit für Vorbereitungen hatte.

Das Aufgeben von Kontrolle hat viel mit Vertrauen zu tun. Wie leicht fällt es grundsätzlich, Vertrauen aufzubauen? Wie entwickelt sich diese Fähigkeit, die eine wichtige Komponente für Beziehungsfähigkeit darstellt? Welche Grundlagen sind dafür nötig?

Studien sind dieser Frage auf den Grund gegangen und haben herausgefunden, dass die Familienatmosphäre, in der ein Kind aufwächst, dafür grundlegend ist.

Ein Klima der Toleranz, das ein »Anderssein« zulässt, Individualität fördert, ermutigt, eigene Wege zu gehen, stellt den Boden für Vertrauensbildung dar.

Ein Klima, in dem ein autoritäres Weltbild gelebt wird, Vorurteile vorherrschen, Kategoriendenken und stereotype Meinungen gelten, lässt Misstrauen entstehen. Die Folge ist kognitive Inflexibilität und die Unfähigkeit, Kompromisse schließen zu können. Es entsteht ein »Schwarz-Weiß-Denken«, ein Einteilen in richtig und falsch, wobei jede Abweichung der subjektiven Vorstellungen verunsichert. Es fehlen sozusagen die »Grautöne«, die Kompromisslösungen, die vielschichtigen Möglichkeiten, das Leben zu leben und es trotzdem lebenswert zu finden.

Auf diese Weise ist es kaum möglich, Selbstvertrauen und das nötige Gefühl zu entwickeln, sein Leben unter Kontrolle zu haben, zumindest es durch eigenes Verhalten beeinflussen zu können, denn das Risiko, dass etwas nicht so vollkommen nach seinen Vorstellungen läuft, ist groß (Mirowsky, Ross 1989).

Für die Fähigkeit, Vertrauen aufzubauen, ist es wichtig, wie verlässlich die emotionale Bindung zu den Elternfiguren erlebt wurde, ob sie »einschätzbar« in ihren Reaktionen waren, wie weit man ihnen vertrauen konnte und ob ein Gefühl der Sicherheit entstehen konnte, geliebt zu sein, ohne Leistung dafür erbringen zu müssen.

Genussfähigkeit – Wahrnehmen und Befriedigen eigener Bedürfnisse
Genießen? – das kann ich eigentlich nicht! Eng verknüpft mit dem Ausmaß an Bedürfnis nach Kontrolle ist die Fähigkeit, genießen zu können. Dafür ist auch ein weniger »vernunftbetontes«, angespanntes Lebensmuster nötig.

Es geht hier um die Fähigkeit, sich selbst in seinen physischen und psychischen Bedürfnissen wahrnehmen zu können. Auch hiefür stellt die persönliche Entwicklungsgeschichte die Weichen.

Wie wurde in der Herkunftsfamilie mit Wünschen und Bedürfnissen umgegangen? Wurden sie in »vernünftige« und »unvernünftige« eingeteilt? Wurde elementaren Bedürfnissen nach Nähe, Berührung, Zärtlichkeit, Trost, Entspannung nachgegeben oder entsprachen sie nicht dem Wertesystem der Familie?

In einer Atmosphäre, wo individuellen Bedürfnissen kein Raum gestattet wird, lernen Kinder diese Bedürfnisse zu »vergessen«, sie einfach nicht mehr wahrzunehmen, weil ja keine Befriedigung möglich ist und somit nur unlustvolle Spannung erzeugt würde. Dies schützt vor Dauerfrustrationen und Spannung.

Im Erwachsenenalter bräuchte man diese Strategie der Kindheit eigentlich nicht mehr, weil man ja nun Selbstgestalter seines Lebens ist und nicht mehr von Eltern abhängig.

Dieses früherworbene Verhaltensmuster ist später sogar schädlich, weil es sehr wichtig ist, Bedürfnisse wahrnehmen zu können und sich gezielt angenehme Entspannung zukommen zu lassen. Kann man dies nicht, überwiegt ausschließlich der leistungsorientierte »vernünftige« Anteil, ist das Risiko groß, Erschöpfungssymptome zu entwickeln, die im schlimmsten Fall bis zum Burn-out, dem »Ausgebranntsein« führen können, einem depressiven Zustand, in dem auch die Arbeitsfähigkeit verloren geht.

Um arbeits-, beziehungs- und liebesfähig zu bleiben, braucht man eine Ausgewogenheit zwischen Leistung, Spannung und Vergnügen, Entspannung.

In manchen Gesprächen mit Kinderwunschpaaren gewinnt man den Eindruck, das Leben bestehe nur aus Pflichten, und Faulenzen, Genießen, Nichtstun sei Schwäche. Jede Minute Freizeit wird »vernünftig« und produktiv verbracht: Sport muss sein, denn Kondition und eine gute Figur sind wichtig, Theater, Kino, Konzert dient der Allgemeinbildung. Gelesen wird das, was entweder beruflich nötig ist, oder einen Überblick über die aktuelle Literatur verschafft, damit man kulturell auf dem Laufenden ist. Gegessen wird, was gesund ist und wenig Kalorien hat.

Abgesehen davon, dass ich mich, wenn ich als Kind in dieser Familie auf die Welt käm ängstlich fragte, ob ich ab und zu einfach blöd sein darf, Mickey Mouse lesen und Gummibärchen in giftigen Farben essen darf – bleibt hier überhaupt noch Energie für die zusätzlichen Pflichten, die mit einem Kind unweigerlich dazu kommen, übrig?

Ist es nicht vorstellbar, dass bei diesem hohen Standard an Beherrschung und Leistungsorientiertheit – unbewusst – Angst vor der neuen »Riesenaufgabe« Elternschaft entsteht und dies zur Verhinderung einer Schwangerschaft beitragen könnte?

Ein strenges Beherrschen und Disziplinieren seiner Wünsche und Bedürfnisse wirkt sich ähnlich stressend auf den Körper und seine Funktionsfähigkeit aus wie die übermäßige Kontrolle der Körperfunktionen.

Zum Gesamtwohlbefinden gehört als wichtiges Element die körperliche und geistige Entspannung. Dazu ist Voraussetzung, darüber Bescheid zu wissen, was gut tut, was neue Energie bringt, was Freude macht, womit man sich belohnen kann, wenn ein Tag anstrengend war.

Idealvorstellungen der Elternschaft

Wie ist eine gute Mutter/ein guter Vater? In einer rückblickenden Studie wurden Paare, die entweder mit IVF oder mit Spendersamen zu einem Kind kamen, mit Paaren verglichen, die auf normalem Weg Eltern wurden. Sie ging unter anderem der Frage nach, wie sich Eltern erleben, die mit medizinischer Unterstützung ein Kind bekamen, und wie hoch ihr Anspruch an ihre Mutter- und Vaterrolle ist. Gefragt wurde ebenfalls danach, wieweit die Erwartungen, die vor der Geburt gehegt wurden, auch tatsächlich eingetroffen sind.

Statistisch auffällig war, dass Paare, die nicht leicht oder mit Unterstützung schwanger wurden, weitaus höhere Idealvorstellungen vom Muttersein aufwiesen: *»Eine Mutter sollte ihre eigenen Bedürfnisse gegenüber dem Kind hintanstellen, sie muss immer für das Kind da sein«* (Fiegl, Kemeter 1991).

Auch diese Sicht der Dinge kann dazu beitragen, dass der Körper das Schwangerwerden verweigert. Diese Ansprüche an sich selbst eröffnen eine Zukunft mit Kind, die ausschließlich von persönlichen Einschränkungen geprägt wäre und nahezu Selbstaufgabe bedeutete.

Leichter haben es sicher jene Paare, die schwanger werden, ohne vorher sehr viel Zeit zum Nachdenken über Elternschaft gehabt zu haben. Sie haben zwar Grundvorstellungen, aber bei weitem nicht so präzise wie langjährige Kinderwunschpatientinnen.

Blickpunkt: Persönliche Biografie

Die eigenen Lebenserfahrungen
Kinderwunsch aktiviert immer auch eigene Erfahrungen, die man als Kind gemacht hat, lässt Gefühle, Erinnerungen, Ängste, Wünsche aus der Perspektive des Kindes, das man einmal war, wieder hochkommen.

Andererseits sind es manchmal Erzählungen, die man in der Kindheit mitbekommen hat, oder noch nicht allzu lang zurückliegende biografische Ereignisse, die man miterlebt hat, die unbewusst das Schwangerwerden blockieren können.

Unverarbeitete Gefühle aus der Kindheit und Adoleszenz
Dragica ist 34 Jahre alt, als sie mit ihrem Partner in die Kinderwunsch-Sprechstunde kommt. Sie stammt aus dem ehemaligen Jugoslawien und ist die Älteste von sechs Geschwistern. Als sie sechs Jahre alt war, gingen ihre Eltern nach Deutschland, um dort zu arbeiten. Dragica blieb mit ihren drei jüngeren Geschwistern bei den Großeltern zurück. Sie erinnert sich noch gut daran, wie verzweifelt sie damals war, als ihre Eltern ohne sie weggingen.

Als sie 14 war, holten die Eltern sie nach Deutschland. Mittlerweile waren noch zwei Kinder hinzugekommen, und von Dragica wurde nun erwartet, auf die kleinen Geschwister aufzupassen, sie zu versorgen und den Haushalt zu führen. »Ich war nur Dienerin, ich wollte so gern zur Schule gehen – ich durfte nicht! Ich weiß noch genau, ich habe mir damals als 14-Jährige geschworen: ›Um Himmels willen bloß keine Kinder kriegen!‹«

Als sie ihre Geschichte erzählt, kommen ihr noch immer die Tränen, teils aus Trauer, teils aus Wut, so ausgenutzt worden zu sein.

Vom psychotherapeutischen Standpunkt aus ist ersichtlich, dass sie die Emotionen von damals noch nicht aufgearbeitet hat. Auf der einen Seite das Trennungserlebnis, das bei Kindern immer existenzielle Angst hervorruft und die Verinnerlichung eines nachhaltigen Gefühls des Verlassenseins bewirkt, andererseits die Entwertung, die sie als Jugendliche erfahren musste, indem ihre Wünsche und auch Rechte nicht wahrgenommen wurden, und sie rücksichtslos benutzt wurde.

Diese Gefühle kommen mit dem eigenen Kinderwunsch wieder hoch und beschäftigen sie. Bei beiden Partnern ist organisch alles in Ordnung, das Schwangerwerden müsste also klappen.

Damit eine entsprechende Ausgangsposition geschaffen werden kann, ist es notwendig, sich noch einmal mit dem ganzen Schmerz und der dazugehörenden Wut zu beschäftigen. Es gilt diese Geschichte so abzuschließen, dass sie nicht jedes Mal wenn sie erinnert wird, solche emotionalen Spannungen auslöst und den Körper sozusagen in Alarmbereitschaft versetzt.

»Aufträge« aus Kindheit und Adoleszenz

So wie im obigen Beispiel ein innerer »Auftrag« aus früheren Jahren mit ins Erwachsenenalter herübergenommen wurde (um Himmels willen – nur keine Kinder!), wirken auch oft Aussagen von Müttern oder Tanten nachhaltig nach: *»Ich erinnere mich, dass meine Mutter immer wieder geseufzt und gesagt hat: ›Krieg bloß keine Kinder, die machen nur Arbeit und kosten Geld!‹« »Bei uns war immer wieder die gleiche Geschichte zu hören: ›Wie gerne hätte ich Friseurin gelernt! Aber dann bin ich schwanger geworden und dann war's aus mit meinem Leben!‹«*

Diese oder ähnliche Botschaften graben sich in der Erinnerung ein, teils als Schuldgefühl, durch die eigene Existenz am Unglück der Mutter schuld zu sein, teils als Warnung, nicht auch seine Eigenständigkeit aufzugeben und in Abhängigkeit zu geraten.

Das heißt, es wurde eine nicht nachlebenswerte Frauenrolle vorgegeben, mit der man nun durch den eigenen Kinderwunsch – unbewusst – nun in Konflikt gerät.

Ebenso ist es von nachhaltiger Wirkung, wenn der Vater immer wieder betont hat, dass er leider keinen Sohn hat, sondern »nur« Töchter. Dies kommt häufiger vor, als man denkt, und hat oftmals zur Folge, dass die Frauen sich selbst als Frau weniger wertschätzen, die weibliche Rolle vielleicht in der Pubertät ganz abgelehnt haben und es jedenfalls mit dem Frausein bis heute nicht ganz einfach gehabt haben.

Oft sind es auch Aussagen von Ärzten, die bis ins Erwachsenenalter hinein verunsichern und eine negative Wirkung auf die Fruchtbarkeit haben können: »*Du wirst es einmal schwer haben, Kinder zu bekommen, denn du hast eine kleine Gebärmutter.*« Ängstliche Besorgnis schleicht sich ein, wenn Kinderwunsch entsteht und wird sozusagen zur »self fulfilling prophecy«.

»Familientraditionen«, die an die Töchter verbal weitergegeben werden, leisten hier ebenfalls ihren Beitrag: »*Die Frauen in unserer Familie haben immer schwer Kinder gekriegt, du wirst bestimmt auch Schwierigkeiten haben!*«

Diesen »Wahrheiten« auf den Grund zu gehen, sie sachlich zu hinterfragen, sie aus der Sicht des Erwachsenenstatus zu betrachten hilft, sie zu relativieren, zu korrigieren, sie für das jetzige Leben als nicht mehr gültig zu erkennen.

»Verinnerlichte« dramatische Geschichten

Blockierend können sich auch immer wieder erzählte dramatische Geschichten auswirken: »*Jedes Mal, wenn meine Tante bei uns zu Besuch war, endete es damit, dass sie die Geschichte ihrer Fehlgeburt erzählte. Sie hatte während ihrer Schwangerschaft starke körperliche*

Beschwerden, hohen Blutdruck, Übelkeit, musste immer wieder im Krankenhaus liegen. Letztlich starb das Kind und sie musste es tot zur Welt bringen. Bei dieser Erinnerung begann sie immer heftig zu weinen.«

Aus solchen Geschichten resultiert oft Angst vor der Zeit der Schwangerschaft, Angst, dass dem Kind etwas zustoßen könnte, Angst vor der Geburt.

Hier hilft es, sich die Ängste ganz genau anzusehen, zu formulieren, was genau Angst macht, welche Folgen befürchtet werden, ganz gleich wie »unlogisch« oder medizinisch »falsch« die Fantasien auch sein mögen. Nur so ist es möglich, zu relativieren, zu korrigieren und die Blockaden zu lösen.

Angst vor einer weiteren Schwangerschaft begleitet die Frau häufig dann, wenn bereits ein Abort oder eine glücklos beendete Schwangerschaft stattgefunden haben. Die Sorge, dies könnte sich wiederholen, ist oft so groß, dass keine Schwangerschaft mehr zustande kommen will.

Auch hier ist es wichtig, sich den Inhalt der Angst genau anzusehen, zu planen, welche Vorkehrungen zur Beruhigung getroffen werden können. Oft ist auch eine psychotherapeutische Begleitung als Unterstützung während der Schwangerschaft bis zur Geburt hilfreich.

Schuldgefühle, die aus einer früheren Schwangerschaftsunterbrechung resultieren, können sich ebenfalls als blockierend erweisen:

»Ich war schon einmal schwanger, als ich 19 Jahre alt war. Damals wollte ich noch kein Kind, ich hatte gerade mit meinem Studium begonnen. Für meinen Freund kam ein Kind überhaupt nicht in Frage. Meine Eltern wohnten in einer anderen Stadt, ich im Studentenwohnheim. Irgendwie war ich mir meiner Entscheidung sicher. Wenn ich gewusst hätte, dass ich nicht mehr schwanger werde, wenn ich es will, hätte ich das Kind nicht abgetrieben!«

Es ist wenig hilfreich, Situationen aus der Sicht einer anderen Lebensphase zu beurteilen. Rückblickend betrachtet, hätte man so manches anders gemacht. Wichtig ist, sich nochmals vor

Augen zu führen, wie die damalige Situation, die zur Entscheidung der Unterbrechung geführt hat, ausgesehen hat. Welche Gründe waren damals relevant und ausschlaggebend, welche Entscheidungshilfen gab es, welche Ressourcen hätten für ein Leben mit Kind zur Verfügung gestanden, gab es Unterstützung bei der Entscheidung?

All das sind Fragen, die aus damaliger Sicht zu beantworten sind. War die Entscheidung nach *damaligem* Gefühl wichtig und richtig? Wenn ja, dann ist sie zu respektieren.

Lebenserfahrungen, die hindern
Karin B. ist zum zweiten Mal verheiratet und hat aus ihrer ersten Ehe einen 10-jährigen Sohn. Seit fünf Jahren besteht nun die neue Partnerschaft und seit vier Jahren bleibt der Wunsch nach einem gemeinsamen Kind unerfüllt, obwohl organisch nichts zu finden ist.

In der Sprechstunde lässt sich zunächst auch kein psychischer Druck ausfindig machen. Beide Partner geben an, rundherum glücklich zu sein, fühlen sich in ihren Berufen wohl, leben eine befriedigende Sexualität und machen sich auch mit dem Kinderwunsch nicht so sehr Druck.

In weiteren Gesprächen, als das Thema »erstes Kind« angesprochen wird, stellt sich heraus, dass dies eine Zeit war, an die sie am liebsten gar nicht mehr denken möchte.

»Ich war gerade 19 Jahre alt, mitten in meiner Ausbildung zur Lehrerin, als ich schwanger wurde. Ich komme aus einer katholischen Familie, da wäre Abtreibung kein Thema gewesen – ich bin gar nicht auf den Gedanken gekommen. Mein damaliger Freund und ich heirateten, und ich unterbrach mein Studium für ein Jahr, als mein Sohn zur Welt kam. Was dann kam, war für mich ein Albtraum. Zunächst hatte ich Probleme mit dem Stillen – er wollte nicht trinken, dann bekam ich eine Brustentzündung, mein Sohn brüllte nur noch, weil er inzwischen gern gestillt wurde und nun auf die Flasche umsteigen musste. In der Nacht wachte er mindestens dreimal auf, mein Mann stand nie auf, denn er musste ja den nächsten Tag arbeiten. Den ganzen Tag war ich alleine mit dem Kind, bekam allerhand Aufträge von meinem Mann aufgehalst, weil ich ja sowieso daheim wäre. Ich verlor völlig den Kontakt zu meinen

Freundinnen und Studienkolleginnen. Ich fühlte mich sehr einsam und überfordert, alleine für den Haushalt und das Kind verantwortlich zu sein. Mein Mann hatte kein Verständnis, er war in seinem Beruf unzufrieden und auf mich neidisch, dass ich seiner Meinung nach den ganzen Tag tun konnte, was ich wollte. Bedürfnisse wie Ausgehen oder Freunde Treffen gestand er mir nicht zu, da er ja auch keine Vergnügungen haben konnte.

Ich kam mir eingesperrt vor, unfrei, geistig unausgelastet und völlig unverstanden. Ich sagte mir immer, das kann es doch nicht sein! Ich beschloss, mich von meinem Mann zu trennen, denn dann wäre ich alleine mit dem Kind wie jetzt auch, hätte aber nicht auch noch ihn, der Ansprüche stellte. Meine Familie war fassungslos und hielt mich für völlig übergeschnappt. Ein Jahr lang musste ich mit dem Kind bei meinen Eltern in meinem alten Kinderzimmer wohnen, bis ich eine eigene Wohnung gefunden hatte – es war die Hölle.«

Die ersten Jahre mit dem Kind erlebte Frau B. als traumatisierend. Sie musste praktisch ihr gesamtes Leben auf das Kind ausrichten, hatte von außen nahezu keine Ressourcen; für sie als eigenständiges Individuum war kaum Platz.

Ihr soziales Netz wurde radikal reduziert, das studentische Leben wechselte zum totalen Hausfrauendasein. Sie musste erkennen, dass ihr Mann eine andere Vorstellung vom Elternsein und von Partnerschaft hatte als sie – weil dies vor der unerwarteten Schwangerschaft noch kein Thema war, kannten beide die unterschiedlichen Einstellungen des jeweils anderen noch nicht.

Intuitiv ist zu spüren, dass die Erinnerungen an diese Zeit für Frau B. so präsent sind, dass der aktuelle Kinderwunsch davon überlagert wird. Sie weiß genau, so will sie es keinesfalls mehr erleben. Auf die Frage, ob sie mit ihrem jetzigen Partner schon besprochen hätte, wie seine Vorstellungen seien, meinte sie: *»Ich habe eigentlich noch nie wirklich mit ihm darüber diskutiert, wie wir uns die Partnerschaft mit zwei Kindern vorstellen. Ich glaube nicht, dass er so sein wird wie mein erster Mann, aber wirklich wissen tue ich es nicht!«*

Frau B. nahm sich vor, das Thema mit ihrem Partner genau zu besprechen und auch ihre Wünsche und Vorstellungen auszudrücken, denn durch das Wiedererinnern dieser Zeit, konnte sie spüren, dass ihre Angst vor Wiederholung dieser Phase sehr groß ist.

Ein anderes Beispiel, das immer wieder in der Kinderwunsch-Sprechstunde vorkommt, zeigt ebenfalls, wie belastende Lebenserfahrungen den Körper beeinflussen können.

Markus S. erfährt beim Urologen, dass seine Samenqualität stark vermindert sei und er sich darauf einstellen müsse, keine eigenen Kinder zeugen zu können.

Er »fällt aus allen Wolken«, denn er hat aus erster Ehe bereits zwei Kinder, die damals ohne jede Schwierigkeiten zustande kamen. In der Zwischenzeit war er nicht krank, er ist in seinem Beruf zufrieden, in der jetzigen Partnerschaft fühlt er sich ausgesprochen wohl. Der Urologe erzählte ihm, dass die Ursache seiner schlechten Samen auch psychosomatisch sein könne, und überwies ihn zu psychotherapeutischen Gesprächen.

Sehr begeistert war Herr S. von dieser Idee nicht, weil er sich nicht vorstellen konnte, dass »Reden« seine Samen verbessern könne, aber er wollte nichts unversucht lassen.

Als die Sprache auf seine erste Partnerschaft und seine Kinder kam, konnte Herr S. nur mühsam seine Tränen zurückhalten; es drängte sich das Gefühl auf, ein ganz »gefährliches«, in den hintersten Winkel der Erinnerung verbanntes Thema angesprochen zu haben. Teils traurig, teils sichtbar wütend erzählte er folgende Geschichte:

»Meine Frau und ich haben uns ziemlich auseinander gelebt. Die Schwiegereltern waren mit unserer Heirat nie einverstanden, ich war ihnen nicht gut genug für ihre Tochter. Die Kinder kamen rasch hintereinander, wir waren knapp bei Kasse und mussten unser Haus, das wir damals bauten, abbezahlen. Ich habe viel gearbeitet, auch oft am Wochenende. Die Kinder waren mein Ein und Alles, nachher wurde mir klar, dass ich meiner Frau wahrscheinlich nicht genug Zeit gewidmet habe.

Eines Tages konfrontierte sie mich mit der Tatsache, dass sie einen anderen Mann kennen gelernt hatte und dass sie die Scheidung wolle. Ich war nicht damit einverstanden, denn ich wollte meine Kinder, damals ein und zwei Jahre alt, nicht verlieren. Sie zog daraufhin mit den Kindern zu dem anderen Mann und dann begann ein unendlicher Kampf um die Kinder. Ich habe manchmal nachgegeben, weil ich nicht wollte, dass sie so zwischen den Fronten stehen; meine Frau hat sie förmlich als Waffe gegen mich benutzt, hat mich mit ihnen erpresst. Die Schwiegereltern haben mitgemacht, waren voll auf der Seite der Frau. Ich habe seit vier Jahren meine Kinder nicht mehr gesehen, sie glauben, der andere Mann sei ihr Vater. Ich darf nicht daran denken, sonst halte ich meine Gefühle nicht aus!«

Abgesehen davon, ob der Mann klug im rechtlichen Sinn gehandelt hat, ob er sein Recht durchsetzen hätte können, bleibt emotional die traumatisch erlebte Trennung von seinen Kindern übrig.

Der nun auftauchende Kinderwunsch mit der neuen Lebenspartnerin aktualisiert die Verlustängste und alle jene Gefühle wieder, die mühsam verdrängt wurden. Bewusst war dies Herrn S. nicht. Als er aber in der Therapiestunde darüber sprach, merkte er, wie gegenwärtig und stark diese alten Emotionen noch waren, wie groß der Schmerz über den Verlust der Kinder noch war und wie groß die Wut auf seine damalige Frau.

Oft sind Erinnerungen, die wir als sehr belastend in unserem Gehirn gespeichert haben, hinderlich, neue Erfahrungen zu machen. Sind die Erlebnisse sehr einschneidend gewesen (wobei die Erlebnisqualität etwas subjektiv Beurteiltes ist und nicht für jeden gleich), erinnern wir sie auch Jahre danach mit allen Gefühlsintensitäten, die sie damals auch begleitet haben.

Da der Körper keinen Unterschied zwischen »erinnerten« Emotionen macht, die aus gedanklich hervorgerufenen Situationen entstehen, und aktuell auftretenden, die eine gerade real erlebte Situation begleiten, reagiert er in jedem Fall mit Schutzreaktionen gegen den Stress. Dies bedeutet, dass Fortpflanzung – als für die Stressphase nicht hilfreich – bis zur Entspannung des Stresszustandes vermieden wird und sich dies in diesem Fall auf die Samenbildung auswirkt.

Wird es möglich, den Erinnerungen die emotionale »Schärfe« zu nehmen, Ideen für Strategien zu entwickeln, wie in Zukunft solche Situationen vermieden oder anders gelöst werden können, muss der Körper nicht mehr mit Stressbewältigung reagieren. Wir haben dann in unserem Gedächtnis auch die neuen Vorstellungen, welche andere Möglichkeiten des Handelns entworfen werden können, gespeichert. Dies hilft, die Angst vor der Wiederkehr belastender Erlebnisse zu verringern oder zu bewältigen.

Sexualität und Rollenbild/Rollenverhalten
Für das Thema Fruchtbarkeit sind zwei Aspekte der Kindheit und Adoleszenz wichtig: Wie wurde in der Herkunftsfamilie mit dem Thema Sexualität umgegangen und welches männliche bzw. weibliche Rollenbild wurde den Kindern beispielhaft vorgelebt und durch nonverbale oder verbale Botschaften weitergegeben?

Dazu zwei Patientengeschichten aus der psychotherapeutischen Praxis, die natürlich nur sehr vereinfacht und grob aufzeigen können, welche Lasten mitunter ins Erwachsenenalter mitgeschleppt werden:

Franziska T., eine 33-jährige Architektin, lebt seit vier Jahren mit einem um 15 Jahre älteren Mann zusammen, mit dem sie gerne ein Kind hätte. Seit etwa zwei Jahren ist ihr Zyklus sehr unregelmäßig – manchmal hat sie fünf Monate lang keine Menstruation. Seit ihrem 20. Lebensjahr leidet sie unter ihrer starken Körperbehaarung, sie findet sie nicht »normal« und fühlt sich dadurch stark gehemmt. Einige Jahre nahm sie die Pille, das reduzierte den unerwünschten Haarwuchs. Seit dem Absetzen der Pille hat der Haarwuchs wieder stark zugenommen. Sie will aber ein Kind – oder nicht?

Zur Klärung dieser Frage möchte Frau T. Psychotherapiestunden. Auf die Frage, wie denn ihre Kindheit verlaufen sei, erzählt sie:

»Aus der ersten Ehe meiner Mutter stammt meine um 10 Jahre ältere Halbschwester. Meine Mutter verliebte sich nach einiger Zeit in einen

Franzosen und beide beschlossen, miteinander ein Kind zu haben. Meine Mutter wurde mit mir schwanger, aber kurz nach der Geburt hat der Mann meine Mutter von einem Tag auf den anderen verlassen. Ich glaube, sie hat es nicht leicht gehabt und war auch enttäuscht, dass ich kein Junge war. Sie hat immer gemeint, Männer hätten es leichter im Leben als Frauen.

Sie erzog mich auch wie einen Sohn, ich trug nie Röcke oder Kleider, bekam eher ›Jungenspielsachen‹ und lernte die verschiedensten Sportarten. Wenn ich es mir recht überlege, fühle ich mich heute noch ihr gegenüber als ›Kavalier‹, ich öffne ihr die Türen, helfe ihr in den Mantel, repariere ihr Kleinigkeiten im Haushalt. Sie hat mich auch sehr bestärkt, meinen doch eher ›männlichen‹ Beruf zu ergreifen.

Jede Form von Weiblichkeit wurde von meiner Mutter eher abgewertet, sie macht bis heute keinen Hehl daraus, dass sie von Enkelkindern nicht sehr begeistert wäre.«

Auf die Frage, ob sie selbst eine Theorie habe, warum das mit dem Schwangerwerden nicht klappe, meint sie: »Das habe ich mir auch schon oft überlegt. Mir fallen dann zwei Dinge ein: Einerseits, dass Schwangerwerden etwas ›verboten‹ Weibliches ist, das mir von Klein auf als nicht sehr begehrenswert geschildert wurde; andererseits ist mein Freund eher ein geistiger Partner und an mir als Frau nicht so sehr interessiert – das kränkt mich eigentlich zunehmend.«

In den nächsten Therapiestunden ging es ausschließlich um das Thema Weiblichkeit: was ist daran geknüpft, was gefällt ihr daran, was weniger, was war bisher ungewohnt, was ist am »Männlichen« erstrebenswerter, wer hat was wie leichter im Leben, ist dieses Lebensgefühl tatsächlich an das Geschlecht gebunden?

Der erste Effekt der Gespräche war, dass der bisher unregelmäßige Zyklus regelmäßig wurde, ein Umstand, der von Frau T. als Zeichen für das immer positivere Annehmen der weiblichen Rolle gedeutet wurde.

Sie begann, den frauenfeindlichen Aussagen der Mutter zu widersprechen, und distanzierte sich auch etwas, was die Häufigkeit der Besuche anbelangte. *»Ich gebe einfach auf, die brave mit*

der Mutter gleichdenkende Tochter zu sein. Ich habe das Gefühl, das be-
freit mich ziemlich!«

Sie hatte den Eindruck, nun auf dem richtigen Weg zu sein,
und meinte, jetzt könne sie zuversichtlich auf eine Schwangerschaft warten.

In der nächsten Geschichte geht es um eine Kinderwunsch-
patientin, bei der sich herausstellte, dass sie eigentlich Angst vor
einer Schwangerschaft und der Geburt hatte und sich dies nicht
erklären konnte.

Aus ihrer Geschichte erzählte Frau R.: »Ich war ein unerwünschtes
Kind meiner Mutter, meinen Vater habe ich nie kennen gelernt. Meine
Mutter hatte immer viele Männerbeziehungen, mich hat das abge-
stoßen, ich hatte immer das Gefühl, Männer sind meiner Mutter wich-
tiger als ich. Als ich 10 Jahre alt war, zog ein Mann zu uns, mit dem
meine Mutter noch eine Tochter bekam. Ich habe ›du‹ und ›Vater‹ zu
dem Mann sagen müssen, obwohl ich ihn von Anfang an nicht leiden
konnte.

Mit ungefähr zwölf Jahren musste ich mich dann zunehmend gegen
seine sexuellen Annäherungsversuche wehren – er nannte es ›auf-
klären‹. Meine Mutter wusste das sicher, aber ihr war der Mann wich-
tiger. Ich verachtete meine Mutter wegen ihres Sexualtriebes richtig! Bis
heute!

Mit fünfzehn wechselte ich die Schule und wohnte von da an bei
meiner Tante, der Schwester meiner Mutter. Sie war das Gegenteil von
meiner Mutter, stellte mich unter eine Glasglocke und wachte darüber,
dass ich ja nichts mit Männern anfing. Irgendwie war das die Bestäti-
gung dafür, was ich über meine Mutter dachte: Sex ist ziemlich vulgär.«

Trotz allem lernte sie mit 18 Jahren ihren jetzigen Mann kennen, mit
dem sie zunächst viel umherreiste und das freie Leben genoss. Als sie sich
für ein Kind entschieden hatten, verlegten sie den Verkehr auf die frucht-
baren Tage, was beide als eher unangenehm empfanden. Auf die Frage,
wie sie sich denn das Schwangersein vorstelle, antwortete Frau R. zu-
nächst, dass sie sich eigentlich darauf freue, zu spüren, wie das Kind
wächst, wie es sich bewegt, dass sie beruflich eine Auszeit nehmen kann
und es sich gut gehen lassen kann.

Was ist denn dann der Inhalt des unangenehmen Gefühls, das sich bei dem Gedanken an Schwangerschaft und Geburt trotzdem einstellt?

Es wurde ihr bewusst, dass es daran liege, dass Schwangerschaft und Geburt *sichtbares* Ergebnis sexueller Betätigung seien, was Zeit ihres bisherigen Lebens negativ besetzt war. Bei ihrer Mutter hatte sie Sexualität verachtet, bei ihrer Tante wurde sie ihr verboten.

In den darauf folgenden Stunden wurde am Thema Sexualität gearbeitet, am Stellenwert, den sie in ihrem Leben und in der Partnerschaft einnimmt, ihren Wünschen und an der Veränderung der bisherigen Vorstellung.

Frau R. wurde nach etwa einem Jahr spontan schwanger und brachte eine Tochter zur Welt. Mittlerweile hat sie zwei Kinder, und der Familie geht es gut.

Diese beiden recht drastischen Geschichten beschreiben anschaulich, wie belastend sich das erworbene Rollenbild und das Skript, das man über Sexualität »gelernt« hat, auswirken kann.

In der ersten Geschichte wird deutlich, wie Frau T. unbewusst und vielfach auch bewusst ihre Rolle als Frau ablehnt, weibliche Anteile in sich verleugnet und entwertet. Männliche Anteile werden als erstrebenswert überbetont. Dies erzeugt in Frau T. eine Ambivalenz dem Kinderwunsch und der damit verbundenen Akzeptanz der Rolle als Frau und Mutter gegenüber.

Die eigene Mutter lebte die Rolle einer frustrierten, enttäuschten Frau, die vermittelte, als Frau immer nur im Nachteil zu sein und dass Kinder das Leben noch zusätzlich einschränkten. Mannsein bedeutete die Freiheit, das Leben führen zu dürfen, welches man will.

In der zweiten Geschichte wird deutlich, wie die Bewertung des Lebensbereiches Sexualität Einfluss auf die Fruchtbarkeit haben kann. Bei Frau R. hat sie einen sehr negativen Stellenwert eingeräumt bekommen, durch eine Schwangerschaft müsste sie sich ja zu einer positiven Einstellung bekennen, beziehungsweise würde für die Umwelt sichtbar, dass sie Sexualität lebt.

Blickpunkt: Umfeld und Lebenssituation

Familie, Freunde, Kollegen

An dem Ausmaß des psychischen Druckes, unter dem ein kinderloses Paar steht, und seinem Selbstwertgefühl ist zu einem nicht geringen Teil das soziale Umfeld beteiligt. Wie gehen Herkunftsfamilie und Freunde mit Kinderlosigkeit um?

Ist es die zukünftige Großmutter, die besonders leidet und durch ihre Fragen oder gut gemeinten Ratschläge dem Paar seine vermeintliche Unfähigkeit pausenlos bewusst macht?

Meinen Freunde, die bereits Eltern sind, wenn es um Fragen der Kindererziehung geht: *»ihr könnt ja noch nicht mitreden«* oder *»seid froh, dass ihr keine Kinder habt, da habt ihr weniger Sorgen!«*, rühren sie genau an die Wunde, die das Paar nach außen hin so gern als verheilt oder gar nicht vorhanden darstellen möchte.

Besonders schmerzlich empfinden Paare ihre Kinderlosigkeit im ländlichen Bereich, wo jeder jeden kennt, also die Sozialkontrolle sehr ausgeprägt ist.

Die »Unfruchtbare« wird mitleidig belächelt, oder sie wird immer wieder darauf hingewiesen, dass es doch jetzt wirklich an der Zeit sei, schwanger zu werden. Der Mann ist eher Spott und Hänseleien ausgesetzt, die seine Männlichkeit in Frage stellen und ihm seine Zeugungsunfähigkeit vor Augen führen.

Das zeigt, dass sich zwar nach außen, vor allem in beruflicher Hinsicht, das Rollenverständnis der Frau gewandelt, sich die Rollenerwartung gelockert hat und bewusste Entscheidungen für oder gegen ein Kind getroffen werden. Sieht sich jedoch ein Paar einer ungeplanten Grenze der Fruchtbarkeit gegenüber, zeigt sich, wie tief verwurzelt alte Moralvorstellungen und Werte innerpsychisch erhalten geblieben sind, in welchem Ausmaß sich Frau und Mann in ihrem Selbstwert bedroht fühlen und oft auch von ihrer Umwelt als nicht »vollständig« betrachtet werden.

»Jedes Mal wenn wir zu den Schwiegereltern fahren, fängt seine Mutter mit dem Thema Enkelkinder an. Mein Mann und ich versuchen

dann immer fröhlich zu sagen, dass wir noch keine Kinder wollen. Dann setzt sie immer ein vorwurfsvolles Gesicht auf, wirft mir einen Blick zu, der ungefähr ausdrückt: ›Der arme Junge, was hat der für eine egoistische Frau!‹ Am liebsten würde ich ihr ins Gesicht schreien, dass ich um alles in der Welt ein Kind möchte!«

So oder ähnlich lauten viele Schilderungen von geplagten Paaren, die quasi Rechenschaft ablegen müssten, warum sie die Eltern noch nicht zu Großeltern gemacht haben.

Auch Freunde oder Bekannte, manchmal auch fremde Leute stellen Fragen, die ihnen eigentlich gar nicht zustehen und eine grobe Grenzüberschreitung darstellen.

Wichtig ist, sich Strategien zurechtzulegen, wie diesen Indiskretionen begegnet werden kann. Oft ist es am besten, besonders wenn es sich um Eltern, Geschwister oder gute Freunde handelt, offen zu sagen, dass es leider nicht immer so klappt, wie man will und dass man nicht mehr auf dieses Thema angesprochen werden möchte, weil dies den Druck, unter dem man steht, nur noch mehr erhöht.

Bei Fremden oder Personen, die einem nicht so nahe stehen, kann man Fragen diesen Inhalts energisch oder auch mit Humor zurückweisen.

Das Wichtige daran ist, Grenzen zu ziehen, deutlich zu signalisieren, dass dieses Thema nun wirklich Privatsache ist, und sich Raum zu schaffen, ohne gedrängt oder beobachtet zu werden.

Aus diesem Grund ist auch ernsthaft zu überlegen, ob es hilfreich ist, Eltern, Geschwistern, Freunden vom Beginn einer IVF-Behandlung zu erzählen. Erfahrungsgemäß – sei es auch noch so nett gemeint – ist das Ergebnis ein Beobachtetwerden, Gefragtwerden, ein Mitzittern, als wäre es die Behandlung der anderen.

Noch etwas: Wir sind viel zu sehr daran gewöhnt, auf jede Frage eine Antwort zu geben, egal wie zudringlich oder ärgerlich sie auch ist. Ist tatsächlich auf jede Frage eine Antwort nötig? Leisten Sie es sich, keine zu geben!

»Alle unsere Freunde haben Kinder oder erwarten gerade eines. Meine beste Freundin hat vorigen Monat ein Baby bekommen. Ich habe sie

noch nicht besucht, weil ich es nicht aushalten würde. Wir spielen immer
das muntere Paar, das noch die Zweisamkeit genießt. Ich würde mich
schämen zuzugeben, dass ich es nicht schaffe, schwanger zu werden.«

Hier wird wieder deutlich, wie sehr Schwangerwerden gedanklich mit Leistung verknüpft wird. Oft »rühmen« sich Paare mit Kindern auch damit: *»Wir haben geplant, im Juni ein Kind zu bekommen, ich habe die Pille abgesetzt, und es hat sofort geklappt.«*

Diese Einstellung ist mindestens genauso lächerlich wie jene, sich damit zu brüsten, nie krank zu sein. Als wäre dies ein leistungsabhängiges Verdienst!

Migration/kein »Nest«

Zu den ursprünglichsten und elementarsten Bedürfnissen des Menschen gehört, sich irgendwo zu Hause zu fühlen, ein »Nest« zu haben. Dies ist ein Ort des Rückzugs und der Geborgenheit. Dazu gehört ein Zuhause, aber auch vertraute Menschen – ein soziales Netz, dem man sich zugehörig fühlen kann.

Sind diese Voraussetzungen nicht gegeben, bedeutet dies einen hohen Stressfaktor, der mitverantwortlich dafür sein kann, dass die Fruchtbarkeit eingeschränkt ist.

Es ist sehr gut nachfühlbar, wie unglücklich und einsam es macht, wenn man aus beruflichen oder politischen Gründen seine Heimat, seine Familie und Freunde verlassen muss, um an einem fremden Ort neu anzufangen. Es braucht Zeit, bevor ein Wohlfühlen wieder möglich wird.

Besonders schwer ist es, wenn zusätzlich eine sprachliche Barriere gegeben ist.

Sevin, eine junge Frau aus der Türkei, heiratete nach Deutschland, wo
ihr Mann schon seit ein paar Jahren arbeitete. Sie kam in die Sprechstunde, weil sie nach einem Jahr Ehe noch immer nicht schwanger war.
Ihr Mann und die Familie machten sich große Sorgen und waren enttäuscht. Mit Hilfe einer Dolmetscherin, die im Institut zur Verfügung steht,
konnte Sevin ihre Geschichte erzählen: »Ich habe schreckliches Heimweh,
denn ich war noch nie von zu Hause weg. Ich kann mit niemandem
reden, außer mit meinem Mann, der aber den ganzen Tag arbeiten geht.

Ich traue mich alleine nicht auf die Straße, weil ich nicht lesen kann, wo ich bin. Ein wenig einkaufen geht, aber ich bin sehr unsicher. Ich vermisse meine Freundinnen und meine Mutter. Am Wochenende treffen wir andere türkische Familien, darüber bin ich froh, aber auch sehr traurig, weil sie immer fragen, wann wir endlich Kinder bekommen.«

Zum nächsten Gespräch kam Sevins Mann mit. Gemeinsam wurde die Situation besprochen. Sevin musste Deutsch lernen, damit sie sich besser zurechtfinden konnte, sich nicht so abhängig und hilflos fühlte und vor allem Kontakte knüpfen konnte. Sevins Mann war ein sehr ruhiger, nachdenklicher Mensch, der erzählte, er habe sich das auch schon gedacht, denn seine Frau sei eigentlich ein lustiges, fröhliches Mädchen gewesen. Seit der Heirat sei sie oft traurig.

Sevin lernte im Deutschkurs andere ausländische Frauen kennen, es machte ihr Spaß, in der Gruppe zu lernen. Den Kurs für Fortgeschrittene, der ein Jahr später begonnen hätte, musste sie wegen der Geburt ihres Sohnes aufschieben.

Es ist sicher nicht immer so einfach wie in diesem Fall, und ein Deutschkurs nicht das Allheilmittel. Gut nachvollziehbar ist allerdings, dass Heimweh, Sich-eingeengt-Fühlen, Abhängigkeit und Einsamkeit seelischen Druck verursachen können und keine idealen Voraussetzungen zum Schwangerwerden darstellen.

Oft ist es gar nicht die Verpflanzung in ein anderes Land, es genügt manchmal schon, von einem Dorf in ein anderes zu ziehen, um mit ähnlichen Problemen konfrontiert zu sein: *»Ich bin nach der Heirat in das Dorf meines Mannes gezogen. Er hatte dort schon gebaut. Irgendwie fühlte ich mich von Anfang an fremd und nicht sehr willkommen. Ich war und bin bis heute noch die Fremde, die nicht wirklich zur Dorfgemeinschaft gehört. Nach einem halben Jahr haben sie schon zu tuscheln angefangen, weil ich noch nicht schwanger war. Mein Mann sagt immer nur, ich muss halt kontaktfreudiger sein, mehr auf die Leute zugehen und nicht so schüchtern sein.«*

Zu diesem Problemkreis der möglichen seelischen Blockaden gehört es manchmal auch, wenn die Partner aus verschiedenen Kulturkreisen stammen und die Vorstellungen über Zusammenleben, Lebensführung oder Kindererziehung auseinander klaffen: »*Ich weiß nicht, ob ich mich durchsetzen kann, wenn es um die Erziehung einer Tochter geht. Mein Mann ist Araber und seht traditionsbewusst. Wenn wir aber hier leben, muss sie sein dürfen, wie andere Mädchen auch.*«

Es ist gut vorstellbar, dass das Leben mit Kindern in dieser Partnerschaft ein Konfliktpotenzial darstellen könnte, das möglicherweise deren Grundfesten gefährden könnte.

Ungeliebter Beruf
Martina D. arbeitet in einem Büro als Sekretärin. Sie fühlt sich dort nicht wohl. Die Stimmung und das Arbeitsklima sind schlecht, es werden unter den Kolleginnen Intrigen gesponnen, der Chef ist einer, der von jedem viel abverlangt, aber nie Anerkennung für die Leistung äußert. Frau D. wünscht sich sehnlichst, aussteigen zu können, und diese Gelegenheit erhofft sie sich durch eine Schwangerschaft, auf die sie seit vier Jahren vergeblich wartet.

Auf die Frage, warum sie denn nicht auch ohne schwanger zu sein den Job wechsle statt zu leiden, meint sie, dass das nicht vernünftig sei, denn mit Kind würde sie sowieso drei Jahre zu Hause bleiben und könne dann mit einem neuen Job beginnen. »Wenn ich jetzt wechsle, weiß ich ja nicht, wann ich schwanger werde. Ich kann doch nicht gleich im neuen Job wegen eines Babys ausfallen! Das wäre doch unfair!«

Ist es wirklich unfair, sein Leben so zu gestalten, dass es lebenswert ist? Es klingt so, als wäre man als Frau aus Dankbarkeit, angestellt zu werden, verpflichtet, eine Zeit lang nicht schwanger zu werden – dies wird einem leider auch häufig am Arbeitsmarkt so vermittelt.

Es ist überhaupt immer wieder zu beobachten, dass Frauen oder Männer die Gestaltung der unmittelbaren Zukunft davon abhängig machen, wann und ob ein Kind kommt. Es mutet fast an, als stünden sie in »Warteposition«, als hielten sie das Leben an und verschöben alles auf »dann …«. Was ist, wenn das »dann …« nie eintrifft? Wie viele Jahre des Lebens sind in der Zwischenzeit ungenützt vorübergegangen?

Eine sehr aufschlussreiche Frage ist daher: Angenommen, Sie wüssten heute schon verlässlich, dass Sie nie ein Kind haben werden, würden Sie an Ihrem Leben etwas ändern?

Sehr häufig stellt sich nach dieser Frage heraus, wie viele Wünsche, Pläne, Lebensweisen zurückgestellt und auf einen Zeitpunkt verschoben werden, der ungewiss ist.

Blickpunkt: Medizinische Behandlung

Es ist in anderen Kapiteln schon angeklungen, wie wichtig die Atmosphäre während der medizinischen Behandlung ist. Oft sind es auch die Verordnungen selbst, die Stress verursachen, weil sie entweder ins Intimleben eingreifen, als beschämend erlebt werden oder Erfolgsdruck verursachen.

Über das Führen einer *Basaltemperaturkurve* ist schon ausführlich gesprochen worden. Hier sei nochmals betont, wie sehr ein langes Kontrollieren und ein Ausrichten des Verkehrs auf die fruchtbaren Tage, die Spontaneität des Sexuallebens einschränken kann.

Ähnlich störend wirkt der vom Arzt *»verordnete« Verkehr:* Es wird eine Auszeit – das heißt eine Zeit der sexuellen Abstinenz – bis zum Zeitpunkt des Eisprunges festgelegt und am errechneten Tag Verkehr angeordnet. Zusätzlich erschwerend kommt hinzu, dass die Sexualität nun auch noch vor einem Dritten offengelegt werden muss. Aus den vorigen Kapiteln ist deutlich hervorgegangen, dass diese Art »Kampf« und »Krampf« sicher nicht zum Ziel führen wird.

Immer wieder wird berichtet, wie unangenehm die *Atmosphäre* in großen Kliniken erlebt wird: *»Man kommt sich vor wie eine Nummer. Am schlimmsten ist, dass jedes Mal ein anderer Arzt da ist, der einen nicht kennt, nichts aus meiner Geschichte weiß und ich immer wieder von vorne anfangen muss zu erzählen. Außerdem hat man keine Intimsphäre, ich höre immer auch die Geschichte der Frau in der Nebenkabine mit – ob ich will oder nicht.«*

Die oft als unpersönlich erlebte Klinikroutine, ein als entwertend erlebter Behandlungsablauf, wenig bis keine Berücksichtigung der Intimsphäre, wenig erklärende Gespräche sind oft Mitursache dafür, dass Behandlungen fehlschlagen. Die Klinikbesuche werden oft als belastend geschildert, man geht sehr ungern hin.

Der Faktor Zeit
»Wir müssen relativ weit mit dem Auto zum Behandlungszentrum fahren. Mein Mann und ich müssen uns dafür extra einen Tag frei nehmen. Für ihn ist das nicht so schwierig, da er sein eigener Chef ist, für mich bedeutet es jedes Mal, eine Ausrede im Büro zu erfinden, weil ja niemand weiß – und es auch nicht wissen darf –, dass ich diese Kinderwunschbehandlung mache.«

Oft ist es das Organisatorische, das besonders unter Druck setzt. Ein schlechtes Gewissen und Schuldgefühle gegenüber dem Arbeitgeber, das Gefühl, eigentlich etwas »Unerlaubtes« zu tun. Nicht wenige Paare nehmen sich extra Urlaub für die Behandlung, was sicher nicht zuträglich ist, weil die verdiente Erholung ausbleibt.

Eine Behandlung sollte so wenig wie möglich in das Alltagsleben eingreifen; die Termine am Institut sollten auf ein Minimum beschränkt bleiben (kein tägliches Messen der Eibläschen oder Blutabnahmen) und sich im Großen und Ganzen nach den zeitlichen Möglichkeiten des Paares richten. Dies ist durchaus organisierbar. Einzig der Termin der Eizellentnahme, der Punktion, verlangt einen freien Tag.

Wie schon angedeutet wurde, ist es für das Gelingen einer Behandlung wichtig, wie sie erlebt wird. Deshalb ist es hilfreich, nach den oben erwähnten Kriterien das Behandlungszentrum sorgfältig auszuwählen.

Teil III
Was können wir tun?

Um den möglichen inneren und/oder äußeren Belastungsfaktoren auf die Spur zu kommen, ist es hilfreich, sich allein oder gemeinsam mit dem Partner mit Fragen zum Thema Kinderwunsch auseinander zu setzen, sie zu überdenken und zu diskutieren. Zeit und Ruhe sind dafür Voraussetzung, ebenso wie das Versprechen, so offen und ehrlich wie möglich zu sein.

Im Folgenden sind Fragen zu den verschiedenen Themenbereichen zusammengestellt, die in den vorigen Kapiteln beschrieben wurden.

Wichtige Fragen für Partner

Fragen zum Kind

1. Warum will ich ein Kind? Welche Erwartungen knüpfe ich an Elternschaft?

2. Hat es einen »Auftrag«, der mir vielleicht noch gar nicht bewusst war?
   - Es soll das bekommen, was ich nie hatte.
   - Es soll unsere Partnerschaft verbessern (z. B.: dass sich der Partner als Vater mehr Zeit für die Familie nimmt).
   - Es soll meine innere Leere füllen, ich möchte jemanden zum Bemuttern und Schmusen haben.

- Es soll das Fortbestehen der Familie, deren Tradition, deren Besitz sichern.
- Durch das Kind werde ich mich mehr als Frau/Mann fühlen.
- Meine Eltern werden mich mit Kind mehr akzeptieren und meine Meinung gelten lassen.
- Durch das Kind kann ich endlich den Arbeitsplatz verlassen.

3. Was wäre, wenn das Kinderkriegen nie klappt?
   - Ich würde mich nicht »vollwertig« fühlen.
   - Ich hätte das Gefühl, versagt zu haben.
   - Das Leben hätte keinen Sinn mehr, ich wüsste nicht mehr, wofür ich arbeite.
   - Ich würde die Partnerschaft in Frage stellen.
   - Es wäre zwar sehr schmerzhaft, aber auch ein Leben ohne Kind wäre lebenswert.
   - Ich hätte andere Alternativen.
   - An diese Möglichkeit will ich nicht denken.

4. Was würde sich verändern, wenn es klappt?
   - Wie würde sich die Partnerschaft verändern? Hätten wir ähnliche Vorstellungen von Erziehung, oder ergäben sich schon jetzt absehbare Konflikte? Wie weit würden wir uns Haushalt, Kindererziehung und Berufstätigkeit gerecht aufteilen? Könnten wir trotzdem Zeit für Zweisamkeit organisieren?
   - Was wäre mit dem familiären Umfeld? Stellt die Familie ein hilfreiches Netz dar, oder würde sie sich einmischen, alles besser wissen? Wäre das Kind Objekt von Eifersucht zwischen den beiden Herkunftsfamilien?
   - Würde sich an unserem sozialen Leben etwas ändern? Müsste ich meinen geliebten Beruf aufgeben und würde ich diesen Job hinterher sicher nicht mehr bekommen? Wären wir endlich unseren Freunden mit Kindern gleich gestellt und mehr akzeptiert?

5. Angenommen, Sie wüssten bereits jetzt, dass der Kinderwunsch unerfüllt bliebe: würden Sie ab jetzt anders leben?

6. Eine Frage, die sich vielleicht eigenartig anhört, aber eine andere Art der Betrachtung des Themas erlaubt:
Wären Sie ein Kind, was würde Sie veranlassen, Sie als Eltern auszusuchen?

Fragen zur eigenen Person

1. Stört mich mehr, dass der Körper nicht funktioniert, oder dass ich ohne Kind lebe?

2. Wie fühle ich mich in meinem Körper? Gefalle ich mir? Tue ich etwas für mein Wohlbefinden?

3. Was tut mir gut, wenn ich mich überlastet und gestresst fühle? Wo tanke ich Energie auf?

4. Was tue ich für mich ganz allein?

5. Habe ich eigene Interessen, oder orientiere ich mich ausschließlich an dem, was mein/e Partner/in will?

6. Wie erlebe ich unsere Sexualität? Sind wir zusammen, weil wir Lust haben oder weil es der Kalender anzeigt?

7. Denke ich dauernd an den Kinderwunsch, die Behandlung, den »richtigen« Zeitpunkt des Eisprungs? Hat es bereits Zwangscharakter? So als ginge ich wider besseres Wissen dreimal zurück, um zu schauen, ob ich abgesperrt habe, das Gas abgedreht habe, usw.

8. Habe ich Angst vor der Körperveränderung während der Schwangerschaft? Habe ich Angst vor der Geburt? Gibt es entsprechende »Familienstorys«?

9. Fühle ich mich durch mein Alter zunehmend unter Druck gesetzt?

10. Kann ich genießen, mir für mein Wohlbefinden etwas gönnen, oder fällt mir das schwer?

11. Bin ich ein »Schwarz-Weiß«-Denker, gibt es bei mir eher nur »richtig« oder »falsch«, immer nur eine Lösungsmöglichkeit? Fällt es mir schwer, Kompromisse zu schließen?

12. Sind die Anforderungen, die ich an mich selbst stelle, hoch? Bin ich ein Perfektionist? Mag ich keine Kompromisse?

13. Wie sehe ich mich als Mutter/Vater? Sind meine Vorstellungen vielleicht so, dass sie mich fast überfordern?

14. Habe ich gerne alles unter Kontrolle und möchte ich am liebsten nichts auf mich zukommen lassen?

Fragen zur Partnerschaft

1. Wer von uns beiden leidet mehr unter der Kinderlosigkeit und warum?

2. Können wir miteinander über den Kinderwunsch und die Enttäuschungen reden?

3. Fühle ich mich vom anderen verstanden, genügend unterstützt? Widmen wir einander genug Aufmerksamkeit?

4. Verbringen wir genug Zeit miteinander?

5. Macht Sex noch Spaß?

Fragen zum Umfeld

1. Mache ich meinen Berufswechsel von einer Schwangerschaft abhängig?

2. Habe ich Sorge, jemand im Job könnte von meinem Kinderwunsch erfahren?

3. Setzen uns Freunde, Bekannte, die Familie unter Druck, endlich Kinder zu bekommen?

4. Fühlen wir uns in unserem Zuhause wohl?

5. Wie erleben wir die medizinische Behandlung, das Behandlungsteam? Ist der Beruf mit der Behandlung gut vereinbar?

6. Haben wir uns eine Grenze der Behandlungen überlegt? Einen Zeitpunkt, das Thema Kinderwunsch abzuschließen?

Praktische Überlegungen und Vorschläge

Distanz zum Kinderwunsch zu schaffen ist wichtig – unabhängig davon, ob organische Ursachen vorliegen und eine Behandlung wirklich notwendig ist, oder eher psychische Barrieren das Schwangerwerden verhindern. Verbissenes Kämpfen, dem Körper eine Schwangerschaft abringen zu wollen ist in jedem Fall eher hinderlich als förderlich.

Meist wurde bereits alles unternommen, alle Untersuchungen, Temperaturmessen, Sexualität Planen, hormonelle Unterstützung versucht – nur eines nicht: »Nichtstun«. Erfahrungsgemäß fällt das am allerschwersten!

Mögliche Hilfsstrategien

Das Zauberwort »Loslassen«
»Denken Sie doch nicht daran! Schalten Sie ab, fahren Sie in Urlaub!« Bekannte und gut gemeinte Ratschläge. Leichter gesagt als getan! *»Ich kann nicht so tun, als hätte ich keinen Kinderwunsch!«* *»Man kann nicht so tun, als wären die Gedanken nicht da!«* *»Ich würde mich dadurch selbst betrügen.«* Distanz und »Abschalten« bedeutet nicht, den Wunsch an sich zu verleugnen oder zu begraben, sondern die inneren und äußeren Aktivitäten weg zu lassen.

- *Keine Handlungskonsequenz von den Gedanken ableiten!*
  Lust statt Pflicht: Weg mit der Temperaturkurve, Stopp dem Planen! Fragen Sie sich stattdessen ehrlich: Habe ich Lust, oder »befiehlt« der Kalender?
  Erinnern Sie sich an die Zeit, als ein Kind noch kein Thema war – knüpfen Sie an diese Erinnerung an, versuchen Sie, wieder aufeinander bezogen zu sein und nicht bei jedem intimen Zusammensein sozusagen automatisch das Kind zwischen sich zu haben.
  Versuchen Sie, bewusst das Liebenswerte und jene Eigenschaften und Äußerlichkeiten wiederzuentdecken, deretwegen Sie sich für Ihren Partner/Ihre Partnerin entschieden haben.
  Je öfter Ihnen das gelingt, desto mehr sind Sie auf dem richtigen Weg, den Druck zu vermindern.
- *Aufhören zu denken, zu rechnen, zu planen!*
  Man braucht ein Motiv, um sein Verhalten zu ändern. Das

heißt, Sie müssten eines suchen, einen guten Grund finden, weswegen Sie Ihre bisherigen Muster aufgeben:

Etwa um die Chancen schwanger zu werden zu erhöhen? Dann müssten Sie allerdings daran glauben und überzeugt sein, dass gezieltes Vorgehen und dauerndes Daran-Denken kontraproduktiv sind.

Oder: Um die Lebensqualität zu erhöhen? Dann müsste sie Ihnen auch wichtig sein und Ihnen am Leben etwas liegen;

Oder: Um die Partnerschaft nicht zu belasten? Dann müsste Ihnen der Partner/die Partnerin wichtig genug sein – unabhängig vom Kinderwunsch.

- *Ablenken – bewusst für sich etwas Gutes tun*

  Sorgen Sie für sich! Je höher Ihr eigenes Wohlbefinden, desto besser geht es auch Ihrem Körper. Achten Sie darauf, dass jeden Tag auch immer etwas Angenehmes für Sie dabei ist. Entspannungsphasen sind wichtig als Ausgleich zu beruflichen Anspannungen. Der Körper braucht dies zur Erhaltung all seiner Funktionen, damit er nicht nur die wichtigsten auswählen muss.

- *Darüber reden mit dem/der Partner/in*

  Reden Sie, sooft Ihnen danach zumute ist, miteinander über Ihre Gefühle. Sie auszudrücken ist für deren Verarbeitung wichtig. Sich gegenseitig durch Themenvermeidung zu schonen ist kontraproduktiv. Es ist günstig, zumindest noch eine Person des Vertrauens zu haben, mit der man sich ebenfalls aussprechen kann; oft nützen Fragen oder Bemerkungen eines Außenstehenden und geben Denkanstöße.

- *Suchen Sie sich Ihre »Mitwisser« aus!*

  Nicht alle sind hilfreich, denn sie fragen, drängen, geben gut gemeinte Ratschläge, kommen oft mit ihrer Neugier zu nahe.

  Stoppen Sie die Dauerfrager – ziehen Sie deutliche Grenzen bei indiskreten grenzüberschreitenden Fragen. Machen Sie auch allzu eifrige »Möchtegerngroßeltern« sehr bestimmt darauf aufmerksam, dass das Thema Kinder nur Sie und den

Partner etwas angeht und jeder Druck dazu beiträgt, dass es nicht klappt.

- *Seien Sie »frech« bei grenzüberschreitenden Fragen!*
Gegenfragen haben sich bewährt: Warum ist es für euch so wichtig, ob und wann wir Kinder kriegen? Wie lange hat es bei euch gedauert, nachdem ihr die Verhütung abgesetzt habt? Meist spüren diese Menschen dann am eigenen Leib, welche Gefühle solche Indiskretionen hervorrufen.

- *Die schwerste aller Fragen: Was, wenn es nie klappt?*
Diese Frage ist eine der wichtigsten überhaupt, denn nur sie zeigt, wie groß der Druck ist, der hinter dem Kinderwunsch steht. Darf dieser Gedanke nicht einmal angedacht werden, ist ernsthaft zu überlegen, ob nicht professionelle psychotherapeutische Unterstützung angebracht ist, weil der Leidensdruck enorm scheint und die Lebensqualität gefährdet erscheint.

Kann dieser Frage nachgegangen werden, sind alternative Lebenswege ebenso denkbar – von Adoption bis Leben ohne Kinder –, ist bereits viel an Druckreduktion erreicht. Ist die Zukunft ohne Kind keine finstere Leere, sondern hat sie sozusagen auch ihre Farben, sind mehrere Lebensinhalte vorhanden, ist es ungleich leichter, sich auf ein Warten und ein Auf-sich-Zukommen einzulassen.

- *Abschließen mit dem Kinderwunsch – größere Chance?*
Das vielstrapazierte Wort »Abschließen« mit dem Kinderwunsch ist für die meisten Kinderwunschpaare undenkbar. Es wird gedanklich sofort mit »Aufgeben«, Hoffnungslosigkeit und Nicht-mehr-schwanger-werden-Können verknüpft und daher vehement abgelehnt.

Das damit in Verbindung stehende Wort »Trauerarbeit« ist ein ebenfalls bereits ziemlich strapaziertes Wort. Es bezeichnet aber doch einen wichtigen Prozess des Verabschiedens und Umdenkens, Umorientierung wird in Gang gesetzt.

Das Verabschieden betrifft eine bisher unverrückbare einzige Vorstellung des Lebensplanes: Heiraten, Hausbauen, Kinderkriegen. Verabschieden bedeutet, sich einzulassen auf die

Idee, dass diese ursprüngliche Vorstellung nicht zu verwirklichen sein könnte. Das wäre traurig.

Dies erforderte ein Umdenken, eine Neuorientierung: Wie würde unser Leben ohne Kinder aussehen, wie würden wir es gestalten, wie würden wir unsere Mütterlichkeit und Väterlichkeit auf andere Weise doch leben können?

Es erfordert Mut, dies konsequent durchzudenken.

Das gegenwärtige Leben ist oft gänzlich auf die Erfüllung des Kinderwunsches ausgerichtet – vieles andere bleibt auf der Strecke, weil man ja jederzeit damit rechnet, schwanger zu werden. Pläne werden oft auf »danach« verschoben, Berufsaussichten hintangestellt, Hobbys vertagt.

Versuchen Sie sich genau zu überlegen, was Sie eigentlich daran hindert, jetzt schon so zu leben, unabhängig vom Kinderwunsch.

Oft ist ein Loslassen, ein Sich-vom-Wunsch-Verabschieden beziehungsweise auch eine Vorstellung von einer anderen Lebensführung der Beginn der Möglichkeit, schwanger zu werden.

* *Eine Grenze in Bezug auf Behandlungen ziehen*
Günstig ist es, sich eine Zeitspanne vorzunehmen, die den Behandlungsversuchen gewidmet ist. Dies erlaubt einen überschaubaren Zeitraum und nimmt nicht die gesamte Lebensphase der Fruchtbarkeit ein. Es ist innerhalb der IVF-Behandlung oft eine geradezu verzweifelte Verbissenheit zu beobachten, Versuch um Versuch wird durchgemacht, ein Kampf gegen das biologische Alter gefochten. Lebensjahre werden in ihrer Lebensqualität reduziert, werden dem Thema Kinderwunsch geopfert.

Für das eigene Lebensgefühl, für die Qualität der Partnerschaft und letztlich auch für die Behandlung selbst ist es förderlich, von vornherein ein Ende des Themas festzusetzen, alternative Lebensweisen zu überlegen.

* *Wieder dem Körper vertrauen*
Meist werden die Gedanken nur noch darauf gelenkt, was der

Körper nicht macht, was nicht funktioniert! Richten Sie Ihre Aufmerksamkeit einmal eine Zeit lang ganz bewusst ausschließlich darauf, was im Körper gut funktioniert. Das hilft, den inneren Kampf gegen ihn aufzugeben. Auch wenn es Sie enttäuscht, wenn sich jeden Monat oder nach der Behandlung die Regel einstellt, es ist trotzdem ein Zeichen dafür, dass der Körper funktioniert.

Pflegen Sie ihn bewusst, schauen Sie sich im Spiegel an, was Ihnen an Ihrem Körper gut gefällt. Ändern Sie die Gespräche mit sich selbst: sagen Sie über Ihren Körper etwas Positives, statt ihn enttäuscht als Versager darzustellen.

- *Was tue ich für mich? Wo tanke ich Energie? Was beruhigt mich?*
Fragen Sie sich bewusst, wie viel Zeit Sie für sich selbst einplanen und verwenden. Überlegen Sie, was Sie tun müssen, um sich so richtig energiegeladen zu fühlen. Legen Sie sich einen »Fundus« von Möglichkeiten an – solche dafür, wenn mehr Zeit zur Verfügung steht, solche für wenig Zeit.

Ebenso forschen Sie über Strategien nach, die Ihnen Ruhe bringen.

Visualisieren – Unterstützung für Körper und Geist (Gedankenreisen hilft)

Die Technik des Visualisierens ist schon vorgestellt worden. Sie hilft auch, sich Energie oder Ruhe zu verschaffen.

Übung
Nehmen Sie sich etwa zwanzig Minuten Zeit. Sorgen Sie dafür, dass Sie ungestört sind. Suchen Sie sich einen bequemen Sitzplatz oder legen Sie sich aufs Bett oder die Couch.

- Schließen Sie die Augen, achten Sie auf Ihren Atem. Er geht ruhig und ohne dass Sie etwas dazu tun müssen.
- Gehen Sie nun in Gedanken durch Ihren Körper und fühlen Sie, wie sich die einzelnen Regionen anfühlen: Kopf, Schädel-

decke, Stirn, Augen, Nase, Mund, Hinterkopf; Schultern, Oberarme, Ellbogen, Unterarme, Hände, Finger; Brustkorb, Atem, Bauch, Becken, Oberschenkel, Knie, Unterschenkel, Füße, Zehen.

- Spüren Sie, wie Ihr Körper auf der Unterlage aufliegt bzw. wie Sie auf dem Sitz sitzen und Ihre Füße auf dem Boden stehen.

Gestalten Sie nun Ihr Energiebild:

- Stellen Sie sich einen Ort, eine Farbe oder ein Bild vor, das für Sie der Inbegriff von Kraft ist, das erfrischt, Energie gibt. Es kann ein Bild sein, das Sie kennen, oder das Sie neu erfinden. Manche stellen sich eine oder mehrere intensive Farben vor, mache einen Wasserfall, was auch immer. Nehmen Sie sich Zeit, das Bild zu entwerfen.
- Setzen oder stellen Sie sich gedanklich an diesen Ort oder vor das Bild und spüren Sie die Kraft, die davon ausgeht. Nehmen Sie sie auf. Wie sieht es an dem Ort, auf dem Bild genau aus? Was ist das Kräftigende daran? Was für ein Gefühl vermittelt es?
- Nehmen Sie sich dafür so lange Zeit, wie dies für Sie angenehm ist, und kommen Sie dann langsam wieder an den realen Ort zurück.

Oder gestalten Sie Ihr Ruhebild:

- Stellen Sie sich dazu einen Ort, eine Farbe oder ein Bild vor, das für Sie der Inbegriff von Ruhe und Entspannung ist. Es kann ein Bild sein, das Sie kennen, oder das Sie neu erfinden. Manche stellen sich eine oder mehrere Farben vor, andere eine Waldlichtung, einen Teich, das Meer, was auch immer. Nehmen Sie sich Zeit, das Bild zu entwerfen.
- Setzen oder stellen Sie sich gedanklich an diesen Ort oder vor das Bild und spüren Sie die Ruhe, die davon ausgeht. Nehmen Sie sie auf. Wie sieht es an dem Ort, auf dem Bild genau aus? Was ist das Beruhigende daran? Was für ein Gefühl vermittelt es?

- Nehmen Sie sich dafür solange Zeit, wie dies für Sie angenehm ist und kommen Sie dann langsam wieder an den realen Ort zurück.

Diese Visualisierungsübungen lassen sich auf die verschiedensten Situationen anwenden. Sie helfen, wenn Sie sich erschöpft oder antriebslos fühlen, oder innerlich unruhig und angespannt.

Reichen alle bisher genannten Anregungen und Denkanstöße nicht aus gegen den inneren Druck, die depressive Stimmung oder spürbare Konflikte, dann ist es ratsam, professionelle Hilfe in Anspruch zu nehmen.

Hilfe durch Psychotherapie

Werden keine organischen Gründe für die Unfruchtbarkeit gefunden, sind funktionelle Störungen zu beobachten oder ist der psychische Druck der Kinderlosigkeit so hoch, dass die Selbsthilfe nicht ausreicht, ist psychotherapeutische Unterstützung angebracht.

Vielfach herrschen in der Bevölkerung noch immer Misstrauen und Vorurteile gegenüber allem, was mit »Psycho« zusammenhängt. Zum Psychologen oder Psychotherapeuten »gehen nur Verrückte« oder »dies ist nur etwas für Schwache«.

Tatsächlich ist psychotherapeutische Behandlung Hilfe zur Selbsthilfe. Durch den unerfüllten Kinderwunsch oder oftmals fehlgeschlagene Behandlungsversuche stellen sich depressive Verstimmungen ein, die die Lebensqualität stark einschränken.

Therapeutische Gespräche entlasten, helfen Lebensmuster zu erkennen, Ängste, innere Konflikte zu identifizieren und abzubauen, die ein Wohlbefinden verhindern.

Es handelt sich dabei um einen Prozess, der Erkenntnisse zutage bringt und Veränderung einleitet. Da es sich bei der psychotherapeutischen Behandlung um das Arbeiten mit oft bislang unbewussten Inhalten handelt, ist sie von unterschiedlicher Dauer.

Auch wenn eine Indikation zur Psychotherapie im Rahmen des Kinderwunsches gegeben ist, kann das Therapieziel nicht sein, schwanger zu werden, sondern, so weit es geht, psychische Barrieren herauszufinden, Druck zu reduzieren oder Paarprobleme zu lösen und somit günstige Voraussetzungen zu schaffen, schwanger werden zu können.

Ziel ist somit, leichter mit Spannungen und Belastungen umgehen zu lernen, inneren Druck und Kontrollzwänge loslassen zu lernen, erfolglose Behandlungen besser verkraften zu können, mit Ängsten in Bezug auf Schwangerschaft und Geburt fertig zu werden.

Was ist Psychotherapie?

Die Psychotherapie ist eine wissenschaftlich-praktische Tätigkeit, die versucht, innerhalb der konkreten Beziehung zwischen Patient/in und Psychotherapeut/in psychisches (seelisches) und psychosomatisches Leid (körperliche Beschwerden ohne organische Ursache oder seelische Auswirkungen auf körperliche Erkrankungen) zu heilen oder zu lindern. Sie hilft bei der Bewältigung innerer und zwischenmenschlicher Konflikte.

Die psychotherapeutische Beziehung ist gekennzeichnet durch das Gespräch und kann durch gezielte Übungen unterstützt werden. Die Anwendung reicht von der Behandlung psychischer Störungen und Krankheiten über die Hilfe bei der Bewältigung von körperlichen Erkrankungen und Lebenskrisen bis zur Supervision in Arbeitszusammenhängen.

Psychotherapeutische Sitzungen dauern 50 oder 90 Minuten und erstrecken sich je nach Problemlage über mehrere Wochen, Monate oder Jahre. Sie sind auf einzelne Personen, Paare, Familien oder Gruppen abgestimmt.

Psychotherapie wirkt kurativ (heilend) und präventiv (vorbeugend). Kernstück der Behandlung ist die Beziehung zwischen Psychotherapeut/in und Patient/in. Wichtiger als die Frage, welche psychotherapeutische Methode ausgewählt werden soll, ist die Suche nach dem »richtigen« Therapeuten. Es ist oft hilfreich, bei zwei oder drei einen Erstgesprächstermin auszumachen, damit man auswählen kann.

Es braucht zwar Zeit, damit eine Therapeut/Patientenbeziehung wachsen kann, doch sollten zumindest zwei Ebenen im Erstgespräch beachtet werden:

- Der Eindruck vom Therapeuten: Ist er sympathisch, ist es vorstellbar, mit diesem Menschen ganz persönliche Dinge zu besprechen, Probleme zu eröffnen?
- Das Arbeitsabkommen: Therapieziel, Arbeitsweise (Methode), Honorarhöhe, Sitzungsfrequenz, Zahlungsmodus

Ein wichtiger Anhaltspunkt, eine Psychotherapie in Erwägung zu ziehen, ist die Annahme, dass Beschwerden seelisch bedingt (psychogen) oder mitbedingt sind. Eine Voraussetzung für die psychotherapeutische Behandlung ist, dass der/die Patient/in einen Zusammenhang zwischen den vorliegenden Beschwerden oder Problemen und seelischen Vorgängen vermutet.

Stellt er/sie bei sich eine seelische Behandlungsbedürftigkeit fest, ist ein wichtiger Ausgangspunkt für eine Behandlung gegeben – der Leidensdruck. Darüber hinaus erhöht sich die Chance für eine erfolgreiche Therapie, wenn dazu noch die grundsätzliche Bereitschaft – die Motivation –, etwas zu verändern, kommt. Psychische Probleme können ein Hinweis auf innere Konflikte sein, die im jetzigen Lebensabschnitt, in der Vergangenheit aber auch in der Kindheit begründet sein können. Wenn bestimmte Schwierigkeiten, Beschwerden, Konflikte immer wiederkehren, wenn subjektiv das Gefühl besteht, selbst nicht mehr ausreichend lösungsfähig zu sein, ist möglicherweise Psychotherapie angebracht.

Die Weltgesundheitsorganisation (WHO) definiert Gesundheit als »Zustand vollkommenen körperlichen, geistigen und sozialen Wohlbefindens« – dies ist ein so hohes Ziel, das kaum jemand wirklich im Leben erfährt. Doch Therapieziele können beispielsweise die Lösung von Beziehungsproblemen, die Beseitigung von Gefühlen innerer Leere und Sinnlosigkeit, Befreiung von Ängsten oder Zwängen, psychosomatischen Beschwerden sein oder auch die Bewältigung von Krankheiten und der Umgang mit Lebenskrisen.

Anhang

Hilfreiche Adressen/Kontakte

Deutschland
Berufsverband der Frauenärzte e.V.
Postfach 200363, 80003 München
www.bvf.de

Berufsverband Deutscher Psychologinnen und Psychologen (BDP)
Bundesgeschäftsstelle Berlin
Glinkastraße 5, 10117 Berlin
www.bdp-verband.org

Deutscher Psychotherapeutenverband (DPTV) e.V.
Bundesgeschäftsstelle Berlin
Am Karlsbad 15, 10785 Berlin
www.psychotherapeuten-liste.de

Adressen für Informationen im Internet:

Pro Familia: Beratung in Fragen der Familienplanung
www.profamilia.de

Die Kinderwunsch-Seite:
www.wunschkinder.de

Wissenswertes über Kinderlosigkeit:
www.kinderwunsch.de

Kinderwunsch: Grundlagen, Probleme, Selbsthilfe, Therapie
www.med4you.at/kinderwunsch/kinderwunsch.htm

Österreich
Österreichische IVF-Gesellschaft
Koschatgasse 3, A-1190 Wien
www.ivf-gesellschaft.at

Informationen im Internet:
www.gyn-online.at/ivf.shtml
www.fertinet.at

Psychische Hilfe:
Österreichischer Bundesverband für Psychotherapie (ÖBVP)
Löwengasse 3/5/6, A-1030 Wien
www.psychotherapie.at

Berufsverband Österreichischer Psychologinnen und
Psychologen (BÖP)
Möllwaldplatz 4/4/39, A-1040 Wien
www.boep.or.at

Psychotherapie mit Kostenübernahme durch die
Sozialversicherung:
Wiener Gesellschaft für psychotherapeutische Versorgung
Rosenbursenstr. 8, A-1010 Wien
www.psychotherapie-wien.at

Niederösterreichische Gesellschaft für
psychotherapeutische Versorgung
Rosenbursenstr. 8, A-1010 Wien
www.psychotherapie-niederoesterreich.at

Verein für Ambulante Psychotherapie (VAP)
Möllwaldplatz 4/4/38, A-1040 Wien
www.boep.or.at/vap

Selbsthilfe:
Verein »Selbsthilfegruppe WuKi – KiWu
(Wunschkinder – Kinderwunsch)«
Postfach 43, A-1213 Wien
www.wuki-kiwu.at

Literatur

Bernat, E. (1991): Fortpflanzungsmedizin und Recht. Journal für Fertilität und Reproduktion 1: 19–27.

Brähler, Ch. (1986): Fertilitätsstörung – Kränkung und Herausforderung. In: Brähler, E. (Hrsg.): Körpererleben, ein subjektiver Ausdruck von Leib und Seele. Beiträge zur psychosomatischen Medizin. Springer, Berlin/Heidelberg.

Ciompi, L. (1997): Die emotionale Grundlage des Denkens. Entwurf einer fraktalen Affektlogik. Vandenhoeck & Ruprecht, Göttingen.

Delaisi de Parseval, G., Janaud, A. (1986): Ein Kind um jeden Preis. Beltz Verlag, Weinheim/Basel.

Demyttenaere, K., Nijs, P., Koninckx, R. (1992): Coping, ineffectiveness of coping and female fertility. In: Reproductive life-advances in research in psychosom. obst. and gyn., Wijma, K. and von Schoultz, B., Parthenon Publishing, S. 536–539.

Edelmann, R. J. (1991): Psychogenic infertility. Some findings. J. Psychosom. Obstet. Gynaecol. 12: 163–168.

Fiegl, J. (1991): Ungewollt kinderlos. Journal für Fertilität und Reproduktion 1: 6–10.

Fiegl, J., Kemeter, P. (1989): Die In-vitro-Fertilisation aus der Sicht einer gynäkologisch-psychologischen Zusammenarbeit. Fertilität 5: 156–161.

Fiegl, J., Kemeter, P. (1991): Katamnestische Untersuchung von Paaren mit Kindern nach In-vitro-Fertilisation oder Samenspende. In: Brähler, E., Meyer, A. (Hrsg.): Psychologische Probleme in der Reproduktionsmedizin. Jahrbuch der psychologischen Medizin 5. Springer, Berlin/Heidelberg.

Greimel, E., Freidl, W., Pusch, H. H. (1992): Auswirkungen von belastenden Lebensereignissen und Stressfaktoren auf die männliche Fertilität. Fertilität 8: 171–174.

Kemeter, P. (1991): Die Endokrinologie der geschlechtsreifen Frau. In: Springer-Kremser, M., Ringler, M., Eder, A. (Hrsg.): Patient Frau, Psychosomatik im weiblichen Lebenszyklus. Springer, Wien/New York.

Kemeter, P. (1992): Beratungsgespräch und Erwartungshaltung steriler Paare. Aus der Sicht eines psychotherapeutisch geschulten Gynäkologen. Journal für Fertilität und Reproduktion 4: 10–21.

Kemeter, P. (1993): Die assistierte Reproduktion im Rückblick der Patientinnen – was ist ein Erfolg. Eine katamnestische Untersuchung von Frauen nach Sterilitätsbehandlung. Fertilität 1993, 9: 103–110.

Kemeter, P., Fiegl, J. (1998): Adjusting to life, when assisted conception fails. Human Reproduction 13: 1099–1105.

Kemeter, P., Fiegl, J., Leeb, K., Scholl, T. (2001): Psychosomatik und assisitierte Reproduktion. Journal für Fertilität und Reproduktion 5: 34–36.

Lammert, Ch. et al. (2002): Psychosoziale Beratung in der Pränataldiagnostik. Hogrefe, Verlag für Psychologie, Göttingen/Bern/Toronto/Seattle.

Mirowsky, J., Ross, C. E. (1989): Social causes of psychological distress. Aldine de Gruyter, New York.

Springer-Kremser, M., Ringler, M., Eder, A. (Hrsg.) (1991): Patient Frau, Psychosomatik im weiblichen Lebenszyklus. Springer, Wien/New York.

Stauber, M. (1979): Psychosomatik der sterilen Ehe. Grosse Verlag, Berlin.

Stieve, H. (1940): Nervös bedingte Veränderungen an den Geschlechtsorganen. Deutsch. Med. Wochenschr. 66, 34: 925–928.

Strauß, B. (Hrsg.) (2002): Psychotherapie bei körperlichen Erkrankungen. Jahrbuch der Medizinischen Psychologie 21. Hogrefe, Verlag für Psychologie, Göttingen/Bern/ Toronto/Seattle.

WHO laboratory manual for the examination of human semen and spermcervical mucus interaction. Third edition. Cambridge University Press 1992.

Wiesing, U. (Hrsg.) (2000): Ethik in der Medizin. Reclam, Stuttgart.

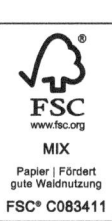

Zeitfracht Medien GmbH
Ferdinand-Jühlke-Straße 7
99095 Erfurt, Deutschland
produktsicherheit@kolibri360.de

Druck:
CPI Druckdienstleistungen GmbH
im Auftrag der
Zeitfracht Medien GmbH
Ein Unternehmen der Zeitfracht - Gruppe
Ferdinand-Jühlke-Str. 7
99095 Erfurt